腹腔镜胃癌手术应用解剖学

Applied Anatomy of
Laparoscopic Surgery for Gastric Cancer

主　编　李国新

副主编　陈　韬　余　江　胡彦锋

编　者（以姓氏笔画为序）

朱　煜　刘　浩　李国新　余　江　陈　韬　陈　豪
陈新华　林　填　赵丽瑛　赵明利　胡彦锋

绘　图　陈　韬　袁健瑜　何　宇

计算机可视化模型制作

陈　韬　李　镱　黄　馨　何晓川　袁健瑜

视频术者和制作者

李国新　余　江　胡彦锋　陈　韬　林　填　朱　煜

编者单位　南方医科大学南方医院

人民卫生出版社
·北京·

图书在版编目（CIP）数据

腹腔镜胃癌手术应用解剖学 / 李国新主编 . —北京：
人民卫生出版社，2021.4（2024.4 重印）
ISBN 978−7−117−31393−3

Ⅰ. ①腹⋯　Ⅱ. ①李⋯　Ⅲ. ①腹腔镜检 —应用 —胃癌
—外科手术 —人体解剖学　Ⅳ. ①R656.6②R322

中国版本图书馆 CIP 数据核字（2021）第 056354 号

人卫智网　www.ipmph.com　医学教育、学术、考试、健康，
　　　　　　　　　　　　　购书智慧智能综合服务平台
人卫官网　www.pmph.com　人卫官方资讯发布平台

腹腔镜胃癌手术应用解剖学
Fuqiangjing Wei'ai Shoushu Yingyong Jiepouxue

主　　编：李国新
出版发行：人民卫生出版社（中继线 010-59780011）
地　　址：北京市朝阳区潘家园南里 19 号
邮　　编：100021
E - mail：pmph @ pmph.com
购书热线：010-59787592　010-59787584　010-65264830
印　　刷：北京华联印刷有限公司
经　　销：新华书店
开　　本：787 × 1092　1/16　印张：11
字　　数：185 千字
版　　次：2021 年 4 月第 1 版
印　　次：2024 年 4 月第 2 次印刷
标准书号：ISBN 978-7-117-31393-3
定　　价：188.00 元

打击盗版举报电话：010-59787491　E-mail：WQ @ pmph.com
质量问题联系电话：010-59787234　E-mail：zhiliang @ pmph.com

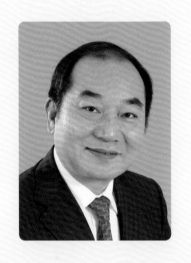

李国新，二级教授，主任医师，博士研究生导师，博士后合作导师。南方医科大学南方医院副院长、普通外科主任，南方医科大学微创外科解剖学研究所副所长，广东省胃肠肿瘤精准微创诊疗重点实验室主任，广东省微创外科工程技术研究中心主任。英格兰皇家外科医学院Fellow（Fellow of Royal College of Surgeons，FRCS）、国家重点研发计划首席科学家、国家临床重点专科学术带头人、广东省培养高层次人才特殊支持计划杰出人才（南粤百杰）、广东省医学领军人才。

学术兼职

担任国家卫生健康委能力建设和继续教育委员会上消化道外科专业委员会主任委员、中华医学会外科学分会全国委员兼腹腔镜与内镜外科学组胃癌专业负责人、中国医师协会外科医师分会微创外科医师委员会副主任委员、中国医师协会内镜医师分会常委兼腹腔镜专业委员会副主任委员、中国抗癌协会胃癌专业委员会常委兼微创外科学组副组长、广东省医学会微创外科学分会主任委员。《中华胃肠外科杂志》副总编辑、《结直肠肛门外科》副主编。

学术荣誉

以第一完成人获 2019 年中华医学科技奖一等奖、2013年及 2019 年广东省科技进步奖一等奖；获 2017 年全国卫生计生系统先进工作者、2018 年中国好医生月度人物、2017 年南粤工匠、2018 年首届广东医师奖、2018 年首届广东医院优秀临床科主任、2016 年广东省丁颖科技奖、2014年美国腹腔镜内镜外科医师协会荣誉勋章等多项殊荣。

科研成果

牵头成立中国腹腔镜胃肠外科研究组(CLASS研究组),完成了国际首个腹腔镜治疗局部进展期胃癌的前瞻性、多中心、随机对照临床研究,成果发表在国际顶级医学期刊 *JAMA*(IF 51.273)和 *JCO*(IF 24.008),被 NEJM Journal Watch 专题述评推荐为"改变胃癌外科临床实践的研究成果",并被写入国际权威癌症指南——美国国家综合癌症网络(National Comprehensive Cancer Network,NCCN)发布的《胃癌临床实践指南(2019年第2版)》,贡献了进展期胃癌微创治疗的"中国方案"。创建了英格兰皇家外科医学院(RCS)国际认证的胃肠肿瘤腹腔镜微创外科培训中心,现场培训国内外医师1.5万人次;开发了互联网直播教学平台,访问者来自72个国家和地区,以及国内335个城市,总访问量达218万人次。主编专著2部,以第一作者和通信作者(包括共同)发表高水平国际期刊论文114篇,其中JCR Ⅰ区13篇,单篇最高影响因子51.273分;主持国家重点研发计划专项、国家自然科学基金面上项目等国家及省部级基金课题14项;获国家发明及实用新型专利授权12项、软件著作权10项。

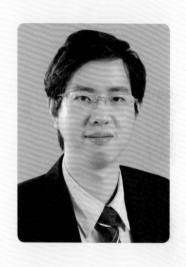

陈　韬，博士，副主任医师，任职于南方医科大学南方医院普外科、胃肠外科，广东省微创外科工程研究中心；日本名古屋大学合作研究员，日本癌症研究会有明医院访问学者；柳叶笔医学图媒工作室创始人。

学术兼职

国际胃癌协会会员、日本计算机辅助外科学会会员、中国医师协会外科医师分会胃肠道间质瘤诊疗专业委员会青年委员、中国抗癌协会肿瘤支持治疗专业委员会委员、广东省精准医学应用学会常委、广东省药学会医药创新与转化专家委员会委员、广东省医学会医学人工智能分会委员、英格兰皇家外科学院（RCS）认证腹腔镜基础技能培训讲师。

学术荣誉

2021 年广东省自然科学基金杰出青年项目获得者；2020 年胃癌腹腔镜外科规范化巡讲——最受欢迎手术视频奖；2020 年 iSurgery 视频库人气作者；2019 年中国抗癌协会胃癌专业委员会全国中青年胃癌手术大赛一等奖（Theodor Billroth 奖）、未来科学家优胜奖；2019 年中华医学科技奖一等奖、广东省科技进步奖一等奖；2019 年获"挑战杯"大学生课外学术科技作品竞赛优秀指导老师奖，指导学生完成《"智创胃来"——基于计算机辅助的胃肠道肿瘤数字智能化诊治系统》项目并获广东省特等奖、全国二等奖。

科研成果

以第一作者发表在 SCI 收录的国际期刊论文 11 篇，通信作者 2 篇。获国家发明及实用新型专利授权 20 项、软件著作权 7 项。

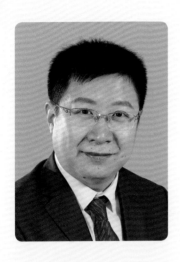

余 江,主任医师,南方医科大学南方医院普外科副主任、胃肠亚专科主任,博士研究生导师。擅长胃癌、胃肠间质瘤及上消化道良性疾病的诊疗,尤其是胃肠肿瘤的腹腔镜微创手术治疗。

学术兼职

国家卫生健康委能力建设和继续教育外科学专家委员会委员兼上消化道外科专业委员会秘书,亚洲内镜与腹腔镜外科医师协会会员,中华医学会外科学分会青年委员,中国抗癌协会胃癌专业委员会委员,中国临床肿瘤学会青年专家委员会委员,中国医师协会外科医师分会微创外科医师委员会委员兼青年委员会副主任委员,中国医师协会外科医师分会胃食管反流疾病诊疗专业委员会委员,中国医师协会外科医师分会肿瘤外科医师委员会青年委员,中国医师协会内镜医师分会腹腔镜外科医师委员会委员,广东省医学会外科学分会常委,广东省医学会胃肠外科学分会副主任委员,广东省抗癌协会胃癌专业委员会委员及青年委员会副主任委员,广东省医师协会胃肠外科医师委员会副主任委员,广东省医师协会微创外科医师委员会常委,《中华胃肠外科杂志》编委,《中华消化外科杂志》通信编委。

学术荣誉

获 2011 年中国普通外科中青年医师手术播客大赛华南赛区第一名、2011 年大中华结直肠腔镜外科学院全国达人赛第二名、2013 年中国抗癌协会胃癌专业委员会全国中青年医师胃癌手术视频大赛"Heinrich Braun 奖",多次在国际国内学术会议上进行报告交流或手术演示。

科研成果

以第一作者或通信作者发表在 SCI 收录的国际期刊论文 10 余篇,单篇最高影响因子 51.273 分,在统计源期刊发表文章 10 余篇,获国家发明及实用新型专利授权 18 项,参编专著 3 部,主持省级科研课题 3 项,参研国家自然科学基金 1 项、省市级课题 4 项。获得 2013 年度广东省科学技术奖一等奖、2019 年度中华医学科技奖一等奖和广东省科学技术奖一等奖。

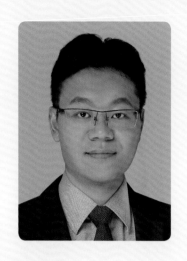

胡彦锋,副教授,主任医师,南方医科大学南方医院普通外科副主任,博士研究生导师。

学术兼职

中国抗癌协会胃癌专业委员会青年委员,中国抗癌协会胃癌专业委员会外科学组委员,中国抗癌协会胃癌专业委员会 ERAS 学组委员,中国研究型医院学会消化道肿瘤专业委员会青年委员,中国腹腔镜胃肠外科研究组(CLASS 研究组)学术秘书,广东省医学会外科学分会青年委员会副主任委员,广东省医师协会外科医师分会青年委员会副主任委员,广东省医学会胃肠外科学分会常委。

学术荣誉

中华医学科技奖一等奖、广东省科技进步奖一等奖、广东省青年五四奖章获得者;获广东省特支计划科技创新青年拔尖人才、广东省卫生系统杰出青年医学人才、广东省卫生计生系统青年岗位能手、广州市科技创新人才专项"珠江科技新星"称号;美国临床肿瘤学会抗癌基金优异奖、国际胃癌大会青年研究者奖。

科研成果

主持国家自然科学基金面上项目、青年项目、广东省自然科学基金杰出青年项目;在 *JCO*、*Ann Surg* 等知名国际期刊发表学术论文 10 余篇。

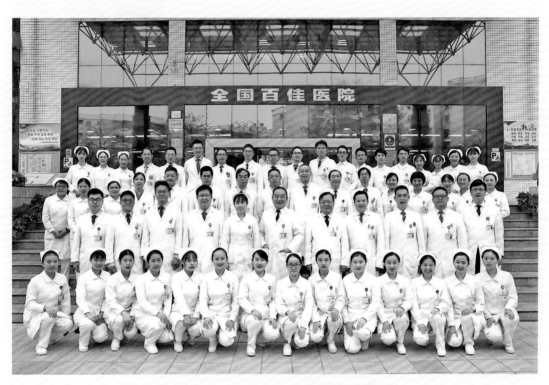

我们的团队：南方医科大学南方医院普通外科

自 序

基于解剖的腹腔镜外科艺术

"悟微创解剖真谛,颂腔镜外科艺术",这是我们2004年组建南方医科大学微创外科解剖学研究所的使命和愿景,如今,胃癌外科正在发生从传统开腹手术走向腹腔镜微创手术的范式变革。这一变革,对支撑外科发展的古老学科——解剖学提出了新的挑战,从直视到腔镜、从大体到微观、从尸体到活体,人体解剖结构的形态学必然地发生了变化,如腹腔镜胃癌根治术的路径、标志、层面、器官比邻、变异等关键腔镜下的解剖形态、颜色和细微表征等,亟须专门的研究,建立针对腹腔镜微创手术的解剖学新认识、新理论,为腹腔镜胃癌手术质量控制提供标准,为新技术的规范化提供依据,为临床研究和技术推广提供理论基础。因此,《腹腔镜胃癌手术应用解剖学》的出版,是胃癌外科微创化范式变革的时代需求。

作为一本胃癌腹腔镜外科应用解剖学专著,本书立足于服务外科临床和科研需求,丰富解剖学内涵,力求将解剖学写活、写实、管用。我们的整体思路是以胃癌腔镜外科技术路线为经、以腹腔镜下解剖特征为纬,既描述解剖又用好解剖。古老的解剖学与腹腔镜外科交相辉映,呈现基于解剖的外科艺术。编写形式上,本书集手绘示意图、3D解剖图片、腔镜手术图片、文字叙述以及手术视频于一体,内容上遵循外科思维,既考虑解剖学理论的系统性,又突出腹腔镜手术的重点、难点。全书共六章,第一章是腹腔镜胃癌根治术的胚胎解剖学理念,从消化道胚胎发生学特点入手,剖析胃和胃周血管、筋膜等局部解剖和成因,理清腔镜手术解剖学思路,使读者既知其然也知其所以然。第二章是腹腔镜胃癌根治术的基本概念和要领,正本清源,为读者构建标准规范的胃癌根治术知识框架。第三章是本书的重点章节,详细描述了腹腔镜下不同场景淋巴结清扫时的解剖形态学特征、标志、比邻和变异,以及如何应用这些解剖特征实施淋巴结清扫,将解剖知识变成手术技巧。第四章针对胃癌外科医生在实战中常遇到的出血并发症,通过本团队的实例介绍了相关的解剖学原因和处理对策,以帮助读者提升临床实践中的应变能力。第五、六章分别阐述了腹腔镜胃癌根治术的循证医学证据以及超声刀使用技巧等内容。本书核心内容以外科问题为导向、以经典解剖为基础、以腹腔镜解剖为特色,构成相应的体系,适用于不同成长阶段的胃肠外科医师和青年解剖学教师。既可以通读,系统提升胃癌外科解剖学的理论水平和临床技能,也可以带着问题查阅,开卷有益。希望本书可以为胃癌外科微创化的范式变革铺垫基石。

"看似寻常最奇崛,成如容易却艰辛。"此书凝聚了我和团队16年发展腹腔镜胃癌外科的感悟和心血,正是当年的腹腔镜解剖学研究,为我们打开了进展期胃癌腹腔镜手术的技术瓶颈,为外科质量控制和临床研究提供了理论依据,才有了今天我们在胃癌腹腔镜外科临床研究领域的异军突起,在国际上贡献了首个关于局部进展期胃癌腹腔镜外科疗效的一级证据,成果发表在 *JAMA*、*JCO* 等国际权威期刊,被写入美国 NCCN 指南,被中国医学科学院评为"2019 年度中国医学重大进展"。饮水思源,我们愿以临床研究的突破,向长期指导、支持我们的临床解剖学家钟世镇院士、丁自海教授等解剖学老师们致敬,愿古老的解剖学在腹腔镜下重放光芒!此书全部由南方医科大学南方医院胃肠外科医生团队撰写,核心内容均为原创,该书每个字、每张图以及每段视频均为年轻医生精心提炼、挑选和制作而来,特别是本书中的示意图均为陈韬博士带领学生团队亲手绘制而成,他们在繁重的临床工作之余,废寝忘食,历时数年,完成了我们十余年来的夙愿,让腹腔镜胃癌手术升华为"基于解剖的外科艺术"。

腔镜为笔著经典,微创做书写春秋。我们愿以此书献给身处微创外科时代的同道们,并向中国腹腔镜胃肠外科研究组全体合作伙伴致敬!外科医生写解剖书,难免有错漏之处,还望读者不吝指点。

李国新
2020 年 11 月于广州

目 录

第一章 腹腔镜胃癌根治术的解剖学概要 ……………………………………………… 1

    第一节 腹腔镜胃癌根治术的胚胎解剖学理念 …………………………………… 2

        一、前肠的旋转 …………………………………………………………… 3

        二、中肠的旋转 …………………………………………………………… 6

        三、胃系膜的发育和演变 ………………………………………………… 8

    第二节 胃的分部和分区 …………………………………………………………… 13

        一、胃的解剖分部 ………………………………………………………… 13

        二、胃的分区 ……………………………………………………………… 14

    第三节 胃的邻近脏器的位置关系和筋膜结构 …………………………………… 15

        一、胃的邻近脏器的位置关系 …………………………………………… 15

        二、胃的筋膜结构 ………………………………………………………… 17

    第四节 胃的血管 …………………………………………………………………… 18

        一、胃的动脉分支 ………………………………………………………… 18

        二、胃的静脉属支 ………………………………………………………… 36

    第五节 胃的淋巴回流和神经 ……………………………………………………… 42

        一、胃的淋巴回流 ………………………………………………………… 42

        二、胃的神经 ……………………………………………………………… 43

    第六节 食管胃结合部的解剖概要 ………………………………………………… 44

        一、食管胃结合部定义 …………………………………………………… 44

        二、食管胃结合部腺癌的定义 …………………………………………… 45

        三、食管胃结合部与邻近脏器的位置关系和筋膜解剖 ………………… 49

四、食管胃结合部的动脉 ……………………………………………… 50

五、食管胃结合部的静脉 ……………………………………………… 52

六、食管胃结合部的淋巴系统 ………………………………………… 52

第七节　腹腔镜胃癌根治术的解剖学思路 ………………………………… 53

一、认真展开三个平面 ………………………………………………… 53

二、仔细辨认两个标志：胰腺和血管分叉 …………………………… 55

三、小心提防一百种变异 ……………………………………………… 57

第二章　腹腔镜胃癌根治术的基本概念和要领 ……………………………… 59

第一节　胃的切除范围和决定原则 ………………………………………… 60

一、胃的切除范围 ……………………………………………………… 60

二、胃切除范围的决定原则 …………………………………………… 60

第二节　胃癌根治术淋巴结清扫的定义和适应证 ………………………… 61

一、胃周淋巴结的分组和定义 ………………………………………… 61

二、胃癌根治术淋巴结清扫范围的定义 ……………………………… 64

三、胃癌根治术淋巴结清扫的适应证 ………………………………… 67

第三节　腹腔镜胃癌根治术的淋巴结清扫路径 …………………………… 67

一、全胃切除的 D2 淋巴结清扫路径 ………………………………… 68

二、远端胃切除的 D2 淋巴结清扫路径 ……………………………… 69

三、近端胃切除的 D1 淋巴结清扫路径 ……………………………… 70

四、保留幽门远端胃癌切除的淋巴结清扫路径 ……………………… 70

第四节　腹腔镜胃癌根治术消化道重建 …………………………………… 71

一、全腹腔镜远端胃切除消化道重建 ………………………………… 72

二、全腹腔镜近端胃切除消化道重建 ………………………………… 75

三、全腹腔镜全胃切除消化道重建 …………………………………… 79

第三章　腹腔镜下不同场景的淋巴结清扫的解剖技巧 ……………………… 87

第一节　胃网膜左血管、胃大弯区淋巴结清扫的解剖技巧（第 4sb、4d 组）…… 88

一、胃网膜左血管、胃大弯区的重要解剖 …………………………… 88

二、胃网膜左血管、胃大弯区淋巴结清扫的解剖技巧 ················· 89

三、胃网膜左血管、胃大弯区淋巴结清扫的质量控制 ················· 95

第二节　胃短血管、贲门左区淋巴结清扫的解剖技巧(第 4sa、2 组) ·········96

一、胃短血管、贲门左区的重要解剖 ················· 96

二、胃短血管、贲门左区淋巴结清扫的解剖技巧 ················· 97

三、胃短血管、贲门左区淋巴结清扫的质量控制 ················· 99

第三节　幽门下区淋巴结清扫的解剖技巧(第 6、14 组) ················· 99

一、幽门下区的重要解剖 ················· 99

二、幽门下区淋巴结清扫的解剖技巧 ················· 102

三、幽门下区淋巴结清扫的质量控制 ················· 108

第四节　幽门上区淋巴结清扫的解剖技巧(第 5、12a 组) ················· 110

一、幽门上区的重要解剖 ················· 110

二、幽门上区淋巴结清扫的解剖技巧 ················· 112

三、幽门上区淋巴结清扫的质量控制 ················· 115

第五节　胰腺上区淋巴结清扫的解剖技巧(第 7、8a、9、11 组) ················· 115

一、胰腺上区的重要解剖 ················· 115

二、胰腺上区淋巴结清扫的解剖技巧 ················· 117

三、胰腺上区淋巴结清扫的质量控制 ················· 121

第六节　胃小弯区淋巴结清扫的解剖技巧(第 1、3 组) ················· 122

一、胃小弯区的重要解剖 ················· 122

二、胃小弯区淋巴结清扫的解剖技巧 ················· 123

三、胃小弯区淋巴结清扫的质量控制 ················· 125

第七节　脾门区淋巴结清扫的解剖技巧(第 10 组) ················· 126

一、经胰后入路保留胰脾的原位脾门清扫术 ················· 126

二、脾门区的重要解剖 ················· 126

三、经胰后入路原位脾门淋巴结清扫的解剖技巧 ················· 127

四、脾门区淋巴结清扫的质量控制 ················· 129

第四章　腹腔镜胃癌根治术中的出血并发症和处理策略 ……………………………131

　　第一节　胃网膜左血管、胃大弯区常见出血部位、原因和处理策略 ……………132

　　　　一、脾下极被膜撕裂出血 ………………………………………………………132

　　　　二、胃网膜左血管损伤出血 ……………………………………………………132

　　　　三、胃大弯侧网膜血管损伤出血 ………………………………………………133

　　第二节　胃短血管、贲门左区常见出血部位、原因和处理策略 …………………133

　　　　一、脾被膜撕裂出血 ……………………………………………………………133

　　　　二、胃短血管分支损伤出血 ……………………………………………………134

　　第三节　幽门下区常见出血部位、原因和处理策略 ………………………………134

　　　　一、胰十二指肠上前静脉损伤出血 ……………………………………………134

　　　　二、胃网膜右动静脉损伤出血 …………………………………………………135

　　　　三、幽门下动脉损伤出血 ………………………………………………………135

　　第四节　幽门上区常见出血部位、原因和处理策略 ………………………………136

　　　　一、十二指肠后动脉损伤出血 …………………………………………………136

　　　　二、胃十二指肠动脉损伤出血 …………………………………………………136

　　　　三、幽门上小分支损伤出血 ……………………………………………………137

　　　　四、胃右动脉损伤出血 …………………………………………………………137

　　　　五、肝固有动脉损伤出血 ………………………………………………………137

　　第五节　胰腺上区常见出血部位、原因和处理策略 ………………………………138

　　　　一、胰腺上缘滋养小血管损伤出血 ……………………………………………138

　　　　二、胃左静脉损伤出血 …………………………………………………………138

　　　　三、胃左动脉损伤出血 …………………………………………………………139

　　第六节　胃小弯区常见出血部位、原因和处理策略 ………………………………140

　　　　一、胃小弯侧胃左动脉的分支和胃左静脉的属支损伤出血 …………………140

　　　　二、助手拨肝时引起肝损伤出血 ………………………………………………140

第五章　腹腔镜胃癌根治术的循证医学证据 …………………………………………141

　　　　一、腹腔镜治疗早期胃癌的循证医学证据 ……………………………………142

　　　　二、腹腔镜治疗进展期胃癌的循证医学证据 …………………………………143

三、腹腔镜胃癌治疗手术范围变化的循证医学证据 ······························· 145

四、腹腔镜胃癌治疗手术相关技术的循证医学证据 ···························· 146

第六章　腹腔镜胃肠手术中超声刀的使用技巧 ·································· 149

一、超声刀的"九字刀法" ·················· 150

二、必须避免的不当操作 ·················· 153

资源目录

视频 1　腔镜全胃切除的 D2 淋巴结清扫 OrVil 吻合（主刀：余江）·······68

视频 2　腔镜全胃切除的 D2 淋巴结清扫 Overlap 吻合（主刀：胡彦锋）·······68

视频 3　减孔腔镜远端胃切除的 D2 淋巴结清扫（主刀：李国新）·······69

视频 4　五孔远端胃切除的 D2 淋巴结清扫（主刀：陈韬）·······69

视频 5　胃网膜左血管、胃大弯区淋巴结清扫·······95

视频 6　胃短血管、贲门左区淋巴结清扫·······99

视频 7　幽门下区淋巴结清扫·······108

视频 8　幽门上区淋巴结清扫·······114

视频 9　第 11d 组淋巴结清扫·······121

视频 10　胰腺上区淋巴结清扫·······121

视频 11　胃小弯区淋巴结清扫·······124

视频 12　经胰后入路原位脾门淋巴结清扫·······129

视频 13　脾下极被膜撕裂出血·······132

视频 14　胃网膜左血管损伤出血·······133

视频 15　脾被膜撕裂出血·······134

视频 16　胰十二指肠上前静脉损伤出血·······134

视频 17　胃网膜右静脉损伤出血·······135

视频 18　胃网膜右动脉损伤出血·······135

视频 19　幽门下动脉损伤出血·······135

视频 20　十二指肠后动脉损伤出血·······136

视频 21　胃十二指肠动脉损伤出血（缝合止血）·······136

视频 22　胃十二指肠动脉损伤出血（血管夹止血）·······136

视频 23　幽门上小分支损伤出血·······137

视频 24　胃右动脉损伤出血···137

视频 25　胃右动脉损伤出血(助手上止血夹)·················137

视频 26　肝固有动脉损伤出血 A···138

视频 27　肝固有动脉损伤出血 B···138

视频 28　胃左静脉损伤出血···139

视频 29　胃左动脉损伤出血···139

视频 30　胃左动脉损伤出血(缝合止血)·················139

视频 31　剪开胃结肠韧带 A···150

视频 32　剪开胃结肠韧带 B···150

视频 33　处理胃大弯血管···150

视频 34　处理肠系膜下动脉···150

视频 35　处理胃结肠韧带···151

视频 36　处理左半结肠外侧腹膜·················151

视频 37　处理直肠外侧腹膜···151

视频 38　处理胃结肠韧带···151

视频 39　处理肠系膜下动脉 A···151

视频 40　处理肠系膜下动脉 B···151

视频 41　扩展左侧 Toldt 融合间隙·················152

视频 42　扩展胃结肠系膜层面···152

视频 43　处理胃网膜右动脉···152

视频 44　处理肝固有动脉···152

视频 45　处理胃网膜右静脉(闭合刀头)·················152

视频 46　处理胃网膜右静脉(工作刀头)·················152

01

腹腔镜胃癌根治术的
解剖学概要

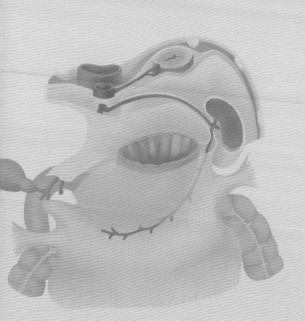

第一节　腹腔镜胃癌根治术的胚胎解剖学理念

　　人的消化道在胚胎发生初期为直管状,称为肠原基。其腹侧和背侧分别有腹侧系膜和背侧系膜。肠原基由前肠、中肠、后肠三部分组成(图 1-1、图 1-2)。前肠包括胃、近端十二指肠及肝胆胰;中肠包括远端十二指肠至近端横结肠,后肠包括远端横结肠至直肠。

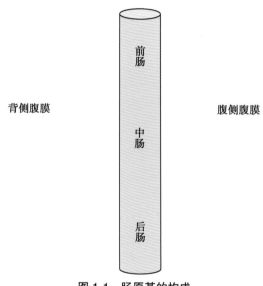

图 1-1　肠原基的构成

　　然而在胚胎期,胃和肠管出现旋转,原来位于单一平面的肠系膜经过不断地扩展和愈着,也逐渐形成一个存在多个融合间隙的复杂三维结构。

　　而胃癌根治术原则上要求术者从基底部处理胃系膜,同时腔镜下操作要求胃外科医生熟练掌握融合间隙的解剖层次,因此胃外科医生应深刻了解消化道旋转的过程。只有这样才能将腹腔镜胃癌根治术建立在科学的解剖学理念上,改善根治效果,减少手术并发症。

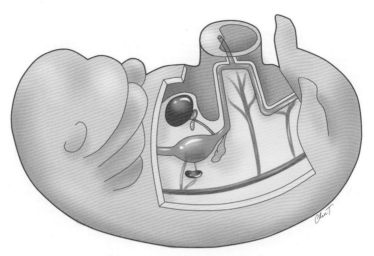

图 1-2　胚胎发育初期的消化道

▶ 一、前肠的旋转

前肠包括胃、近端十二指肠、脾、背侧胰腺、肝胆、腹侧胰腺。背侧胰腺和腹侧胰腺在肠旋转过程中融合在一起。前肠的背侧系膜后来演变成大网膜,腹侧系膜则演变成小网膜。通往肠原基和肝胆脾胰的血液,由主动脉分出并走行于肠系膜内的 3 条血管供应:①腹腔动脉;②肠系膜上动脉;③肠系膜下动脉。血液供应脏器最多的腹腔动脉不仅发出胃左动脉、脾动脉和肝总动脉 3 条分支,腹腔动脉和肠系膜上动脉之间通常也形成由胃十二指肠动脉和胰十二指肠下动脉构成的明确血管吻合(胰十二指肠动脉弓)(图 1-3)。

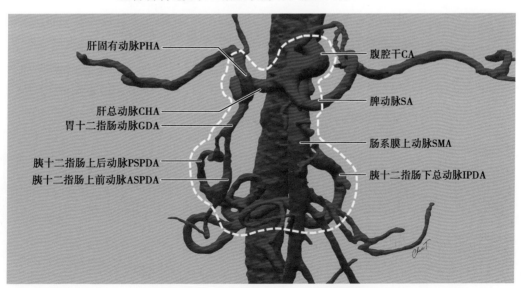

图 1-3　胰十二指肠动脉弓(三维重建图)

胚胎 5 周时,肠原基开始旋转。以此箭头为开始(图 1-4)。胃和肠管的旋转形式:以十二指肠乳头为界,十二指肠乳头以上者与胃的旋转一致(顺时针)以下者与肠管旋转一致(逆时针)。

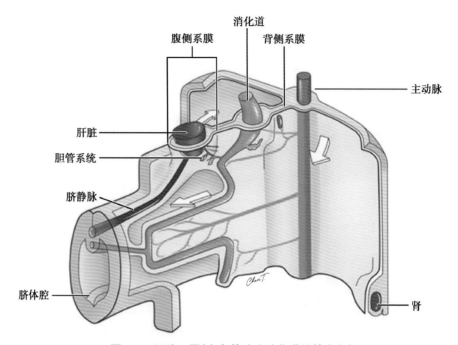

图 1-4　胚胎 5 周(白色箭头为消化道旋转方向)

胚胎 6 周时(图 1-5),胃背侧系膜开始逐步向左侧突出,系膜内的背侧胰腺和脾也一起向腹左侧大幅度移动,突出的系膜形成大网膜,产生袋状的网膜囊。胃腹侧系膜带着肝向右侧及背侧反向移动,形成小网膜。小网膜右侧缘把门静脉、肝固有动脉和胆总管三者包裹,形成肝十二指肠韧带。这样胃沿着纵轴顺时针旋转,最终背侧缘形成大弯,腹侧缘形成小弯,右壁形成后壁,左壁形成前壁。胃的旋转波及至十二指肠,随着十二指肠向右侧移动,中肠逆时针完成了第一次 90° 的旋转(共三次旋转,3/4 周,270°),这时中肠的近端转向右侧,远端转向左侧。

胚胎 8~10 周时,中肠完成第二次 90° 旋转,合计 180° 的逆时针旋转(图 1-6)。这时腹侧胰腺在后方与背侧胰腺融合在一起,并向后壁移动,与后腹腔的 Gerota 筋膜融合,形成融合间隙,左侧为 Toldt 融合间隙,右侧为 Treitz 融合间隙(图 1-7)。

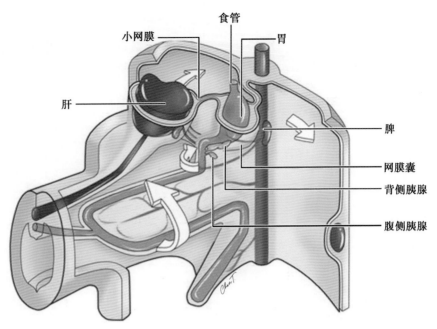

图 1-5　胚胎 6 周

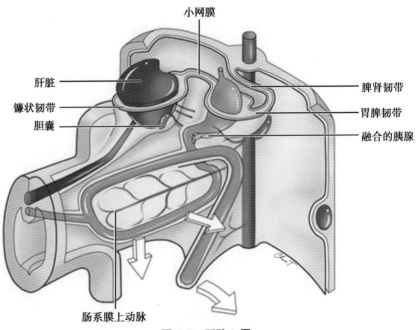

图 1-6　胚胎 8 周

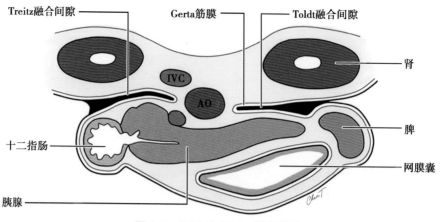

图 1-7　Toldt 和 Treitz 融合间隙

AO. 腹主动脉；IVC. 下腔静脉

二、中肠的旋转

胚胎第 10 周末，中肠完成第三次逆时针 90° 旋转，合计 270° 的旋转就完成了（图 1-8）。第 10 周时，由于胎儿体长的增大，腹腔也随之增大，中肠快速返回腹腔，随后继续进行自身的旋转。

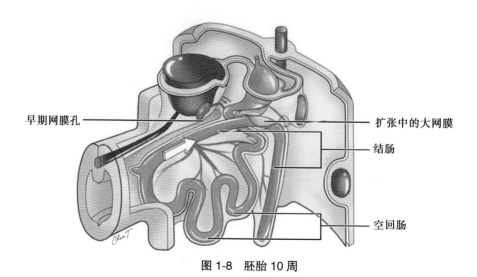

图 1-8　胚胎 10 周

由于近端肠袢最早返回，因此空肠集中于腹腔左侧，回肠在右侧（图 1-9）。空肠和回肠滑至降结肠系膜的右侧，使得降结肠移位至腹腔左侧。

中肠旋转使得横结肠最终向上跨过肠系膜根部原点，盲肠移位至腹腔右下侧（图 1-10）。

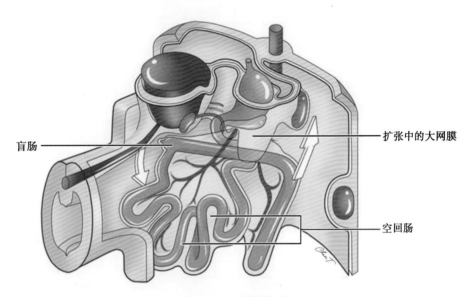

图 1-9　中肠自转开始

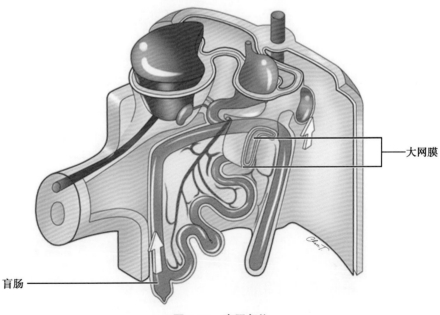

图 1-10　盲肠归位

随着结肠继续发育,最终形成了结肠右曲和左曲(图 1-11)。图 1-12 为结肠发育成熟后,肠系膜血管的分布和走行。

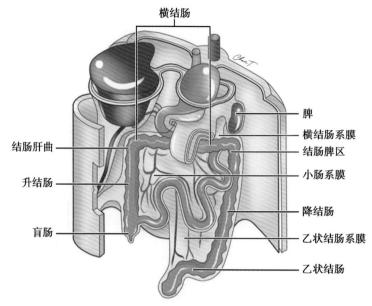

图 1-11 结肠右曲和左曲的形成

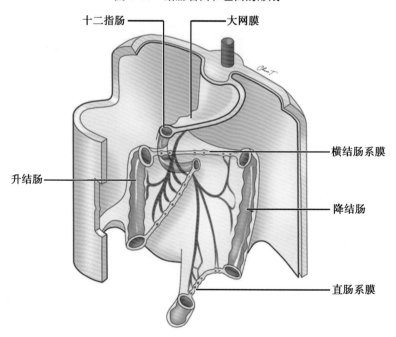

图 1-12 中肠成熟状态

► 三、胃系膜的发育和演变

在胃的胚胎发育和旋转的同时,胃的系膜也在演变。在腹侧系膜上，连接肝与胃小弯的胃系膜和连接肝与十二指肠第一段的胃系膜，分别被称为肝胃韧带和肝十二指肠韧带，两者共同构成了小网膜，其实质是胃前后壁至小弯侧方向，向上连接于肝的两层腹膜。

在胃背侧系膜中，脾原基不断发育增大，并向左侧突出，逐渐占据胃背侧系膜的左半部，且随着胃背侧系膜转至胃的左后方（图1-13）。

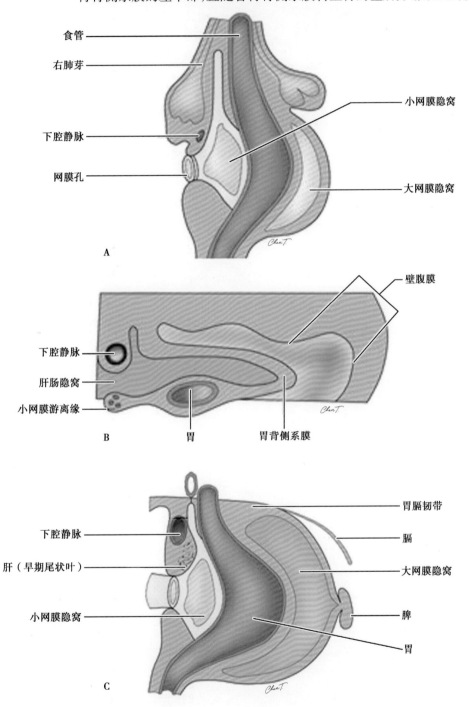

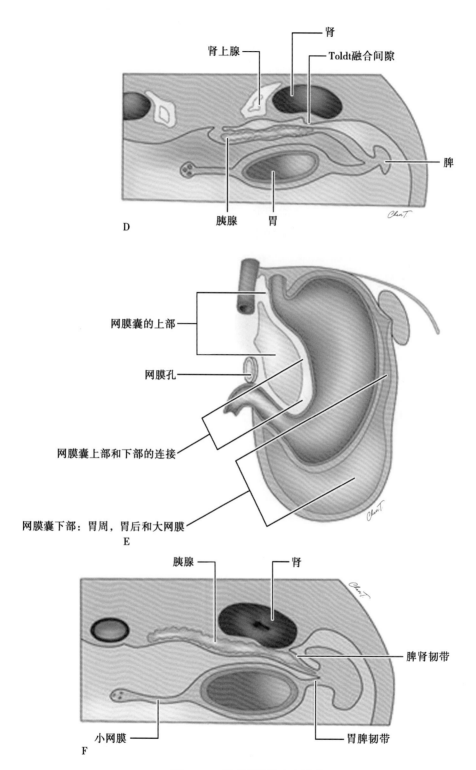

图 1-13　胃系膜的发育和演变

A、C、E 为冠状面；B、D、F 为横断面

胃背侧系膜的头段，向上形成胃膈韧带；脾门连接胃底部的部分形成胃脾韧带；脾门向后连接于腹后壁的部分形成脾肾韧带。腹侧胰腺和背侧胰腺融合后，这部分的胃系膜的背层和体腔后壁融合，形成 Toldt 融合间隙（图 1-13）。

在胃背侧系膜的尾段，它的腹侧部分（相当于网膜囊前壁）从胃大弯侧向下悬垂，为胃的前后壁两层浆膜在大弯侧向下所形成；它的背侧部分（相当于网膜囊后壁）和横结肠及其系膜相融合，并从横结肠向下悬垂，与腹侧部分相移行形成大网膜。大网膜向横结肠延伸部分形成胃结肠韧带，向脾延伸部分形成胃脾韧带，两者向左下方移行于脾门和结肠脾曲之间而形成脾结肠韧带（图 1-14）。

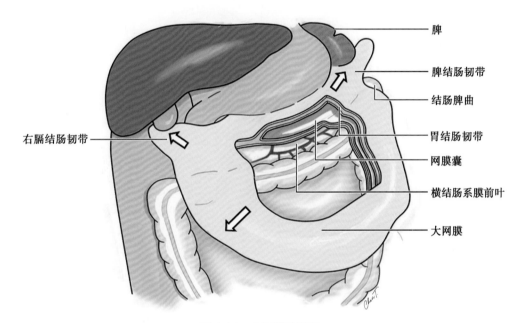

图 1-14　大网膜的发育

此时，胃背侧系膜的尾段，它的前层和胃大弯相连，后层和腹后壁腹膜相连，两者之间形成网膜囊（图 1-15）。网膜囊的后壁包括与横结肠系膜前叶融合的网膜，还包括胰腺前被膜以及胰腺上缘的后腹膜。前壁是胃结肠韧带、胃后壁的浆膜、小网膜后叶的一层腹膜以及胃脾韧带。新生儿网膜囊之间存在空隙，成人后大部分出现融合和闭锁。融合的过程，首先从大网膜空隙的尾端开始，逐渐向胃大弯移行。在左侧停止于横结肠，在右侧一直延伸至横结肠以上。

胃背侧系膜前层自胃大弯向下延伸，形成大网膜的前层；胃背侧系膜后层自腹主动脉上部前面的腹后壁腹膜开始，向左下方延伸，后层分为前后两叶,两者间有腹腔动脉及主要分支的走行。它在胰腺以上的部分与腹后壁腹膜融合,形成网膜囊后壁的上部,包绕部分胃动静脉和肝总动脉,分别称胃胰襞(胃胰皱襞)和肝胰襞(肝胰皱襞)。胃背侧系膜的后层向下包绕胰腺,其后叶和腹后壁腹膜融合,形成胰后筋膜:在腹主动脉左侧形成 Toldt 融合间隙,在右侧形成 Treitz 融合间隙。其前叶形成胰前筋膜,演变成网膜囊后壁的中部。胃背侧系膜后层在胰腺下缘前后两叶相融合后继续向下移行,走行在横结肠系膜的前方,形成网膜囊后壁的下部。胃背侧系膜后层自横结肠前方继续下行,形成大网膜后层,并与大网膜前层融合(图 1-16)。

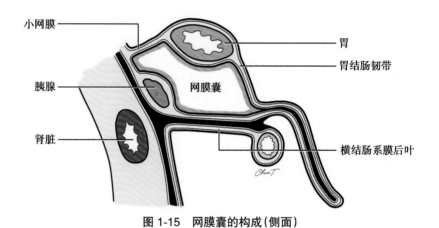

图 1-15　网膜囊的构成(侧面)

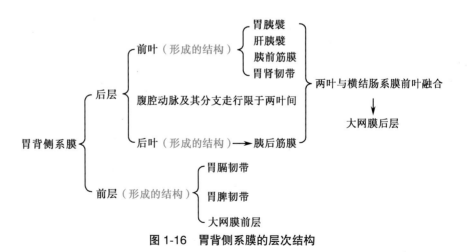

图 1-16　胃背侧系膜的层次结构

第二节　胃的分部和分区

▶ 一、胃的解剖分部

由于内面观和微细结构各不相同,胃可分成胃底、胃体、幽门窦和幽门管4部分(参考日本《胃癌分类规约》)。胃底呈穹窿状,位于胃的顶部和贲门的左侧,在贲门与胃大弯之间的水平线上方。胃体从胃底延伸至角切迹(胃小弯最低处的固定切迹)。从角切迹到胃大弯的凹陷(胃体的最低点)处画一连线,此线和中间沟之间为幽门窦。幽门窦继续向远端延伸,缩窄成幽门管(长1~2cm),止于幽门口,如图1-17所示。

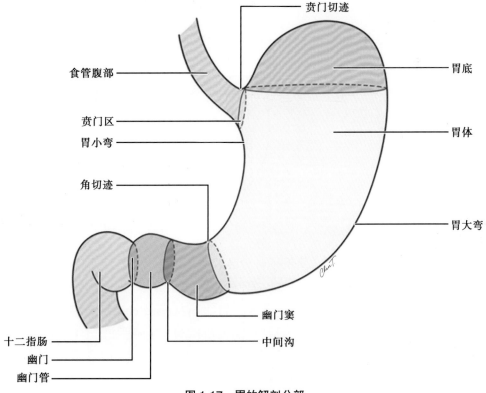

图1-17　胃的解剖分部

二、胃的分区

根据日本《胃癌分类规约》描述,胃的纵轴位置可分为 3 个胃区和 1 个食管胃结合部,以便于原发肿瘤的记载。食管胃结合部的描述参看参见第六节。在横轴上又可分为 4 个分区。

(一) 胃的纵轴分区

将胃小弯和胃大弯的三等分点连线,把胃分成上部、中部、下部三个分区,分别采用 U(upper)、M(middle) 和 L(lower) 表示。日本《胃癌分类规约》提出,可根据累及的胃区对胃肿瘤进行描述。如肿瘤侵犯食管(esophagus,E)或十二指肠(duodenum,D),分别记录为 E 或 D,如图 1-18 所示。

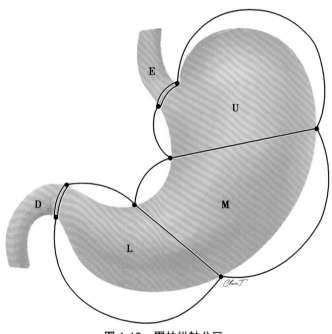

图 1-18　胃的纵轴分区

(二) 胃的横轴分区

将胃的横断面环周分为 4 等份,又可分为 4 个横轴分区:胃小弯(lesser curvatures,Less)、胃大弯(greater curvatures,Gre)、胃前壁(anterior wall,Ant)和胃后壁(posterior wall,Post)。如图 1-19 所示。

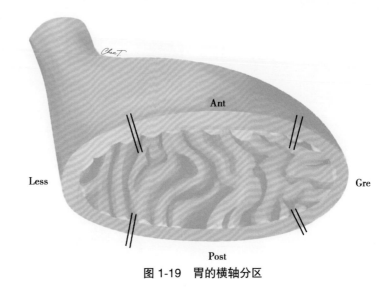

图 1-19 胃的横轴分区

第三节 胃的邻近脏器的位置关系和筋膜结构

▶ 一、胃的邻近脏器的位置关系

胃的近端与食管连续,远端与十二指肠相连续;胃的前面包括:肝左叶外侧部分、膈肌;后面为胰腺,胰腺后面有左侧肾上腺和左侧肾;胃的右上方为胆囊、肝十二指肠韧带,下方为横结肠;胃的左侧有脾(图 1-20)。图 1-21 所示为胃与其他脏器相邻的部分。

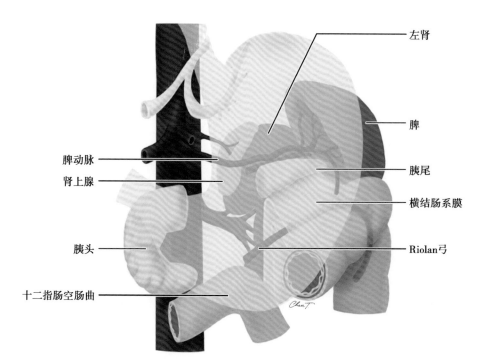

图 1-20　胃和相邻脏器关系

左肾

脾

胰尾

横结肠系膜

Riolan弓

脾动脉

肾上腺

胰头

十二指肠空肠曲

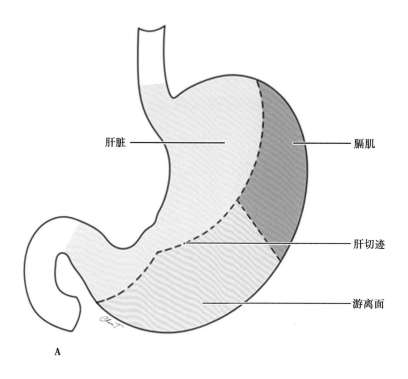

肝脏

膈肌

肝切迹

游离面

A

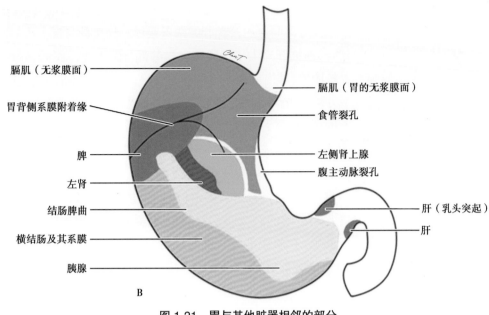

图 1-21　胃与其他脏器相邻的部分

A. 前壁；B. 后壁

▶ 二、胃的筋膜结构

胃的筋膜结构包括小网膜、大网膜、胃周围的韧带（图 1-22）。

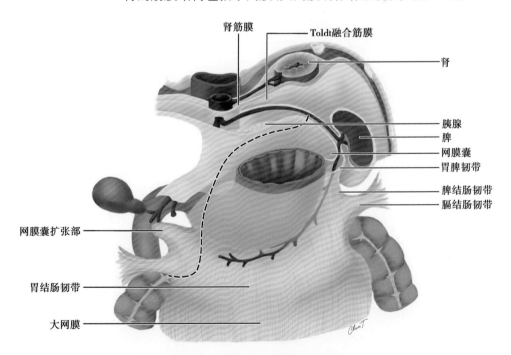

图 1-22　胃和邻近脏器的筋膜结构

小网膜：为肝与胃十二指肠之间腹侧系膜发育而成，为胃前后两壁至小弯侧方向向上连接在肝的两层腹膜。连接肝与胃小弯的部分为肝胃韧带，连接肝与十二指肠第一段的部分为肝十二指肠韧带。小网膜上方较肥厚，其内有迷走神经肝支通行，此外也可见副肝左动脉的通过。下方较薄，胃小弯的动静脉、迷走神经胃支在该处通行。

大网膜：由胃背侧系膜构成，分为前后两层。背侧系膜前层自胃大弯向下延伸，形成大网膜的前层；胃背侧系膜后层自腹主动脉上部前面的腹后壁腹膜开始，向左下方延伸。它在胰腺以上的部分与腹后壁腹膜融合，包绕部分胃动静脉和肝总动脉，分别称胃胰襞和肝胰襞。胃背侧系膜的后层向下包绕胰腺，其后叶和腹后壁腹膜融合，形成胰后筋膜：在腹主动脉左侧形成 Toldt 融合间隙，在右侧形成 Treitz 融合间隙。其前叶为胰前筋膜。胃背侧系膜后层在胰腺下缘前后两叶相融合后继续向下移行，在横结肠前方下行，形成大网膜后层，与大网膜前层融合。大网膜的发育、网膜囊的构成请参见第一章第一节。

胃周围的韧带：包括胃膈韧带、胃脾韧带、胃结肠韧带、脾肾韧带、脾结肠韧带等，均为胃背侧系膜发育演变而成，其过程请参见第一章第一节。

第四节　胃 的 血 管

一、胃的动脉分支

胃的血液供应主要来自腹腔干的分支。腹腔干分出胃左动脉、肝总动脉及脾动脉，其中肝总动脉发出供应胃血液的分支有胃右动脉、胃网膜右动脉、幽门下动脉，脾动脉发出的供应胃血液的分支有胃网膜左动脉、胃后动脉、胃短动脉（图 1-23）。图 1-24 所示为数字减影血管造影（DSA）下的胃周动脉。

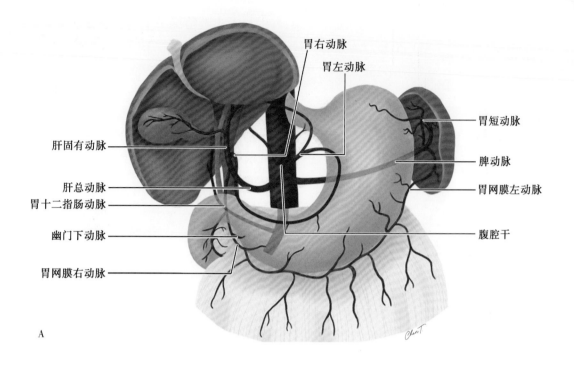

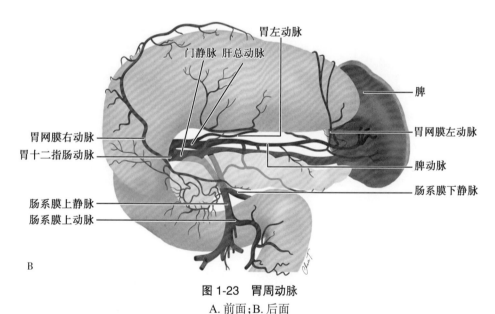

图 1-23　胃周动脉
A. 前面；B. 后面

（一）腹腔干

腹腔干起源于腹主动脉，管径为 8~10mm，在食管腹段至十二指肠前半部分陆续分出以胃左动脉、肝总动脉、脾动脉 3 大分支为主的动脉分支。

　　腹腔干的分型复杂,其中绝大多数情况为上述 3 支共干型(标准型),占比 77%~88%。根据 Adachi 的研究,腹腔干的分支类型可分为 6型(图 1-25)。

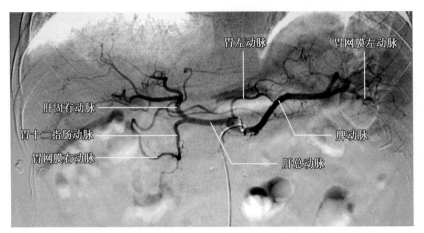

图 1-24　数字减影血管造影(DSA)下的胃周动脉

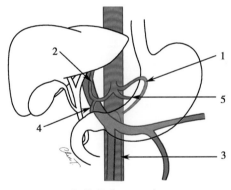

A. Ⅰ型1组（140/252）

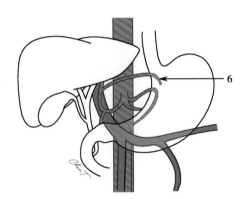

B. Ⅰ型3组（23/252）

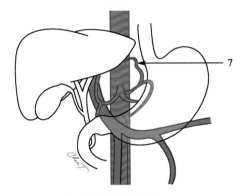

C. Ⅰ型4组（25/252）

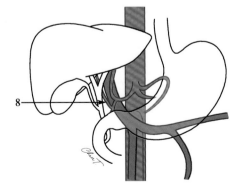

D. Ⅰ型8组（11/252）

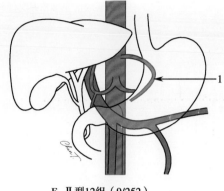

E. Ⅱ型12组（9/252）

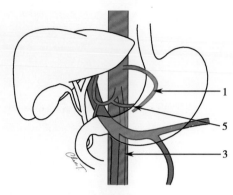

F. Ⅲ型18组（2/252）

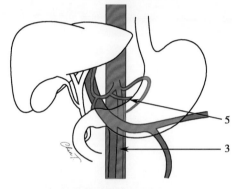

G. Ⅳ型20组（3/252）

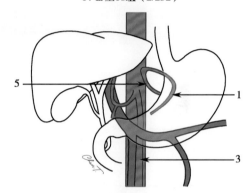

H. Ⅴ型23组（1/252）

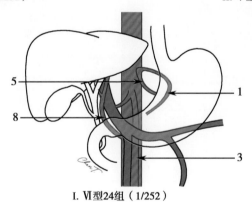

I. Ⅵ型24组（1/252）

图 1-25 腹腔干 Adachi 分型

1. 胃左动脉；2. 肝固有动脉；3. 肠系膜上动脉；4. 胃十二指肠动脉；
5. 脾动脉；6. 副胃动脉；7. 副肝左动脉；8. 副肝右动脉

（1）Adachi Ⅰ型：肝胃脾动脉共干（222 例，88.10%），为标准型
（图 1-26）。

（2）Adachi Ⅱ型：肝脾动脉共干（16 例，6.35%），胃左动脉独立存在
（图 1-27）。

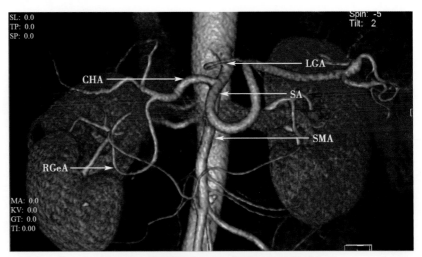

图 1-26 腹腔干 Adachi Ⅰ型的 CT 血管成像
LGA. 胃左动脉;CHA. 肝总动脉;SA. 脾动脉;
SMA. 肠系膜上动脉;RGeA. 胃网膜右动脉

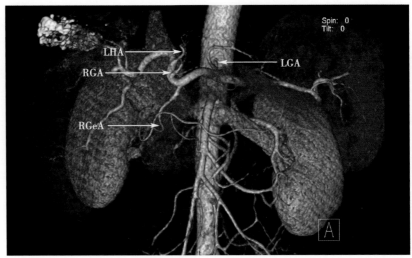

图 1-27 腹腔干 Adachi Ⅱ型的 CT 血管成像
LHA. 肝左动脉;LGA. 胃左动脉;RGA. 胃右动脉;RGeA. 胃网膜右动脉

（3）Adachi Ⅲ型：肝脾肠系膜动脉共干（3 例,1.19%）,胃左动脉独立。

（4）Adachi Ⅳ型：腹腔干肠系膜上动脉共干（6 例,2.38%）（图 1-28）。

（5）Adachi Ⅴ型：胃脾动脉干与肝肠系膜动脉干型（1 例,0.40%）,即胃左动脉与脾动脉共干,肝总动脉与肠系膜上动脉共干（图 1-29）。

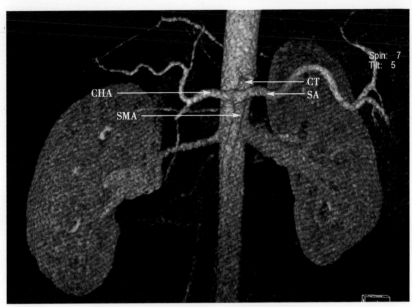

图 1-28　腹腔干 Adachi Ⅳ型的 CT 血管成像

CT. 腹腔动脉干；CHA. 肝总动脉；SA. 脾动脉；SMA. 肠系膜上动脉

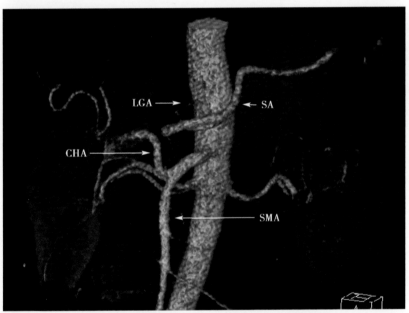

图 1-29　腹腔动脉 Adachi Ⅴ型的 CT 血管成像

LGA. 胃左动脉；SA. 脾动脉；CHA. 肝总动脉；SMA. 肠系膜上动脉

（6）Adachi Ⅵ型：胃脾动脉共干（5 例，1.98%），肝总动脉缺如，肝总动脉起始于肠系膜上动脉。

我们中心回顾性分析了 404 例胃癌患者的 CT 血管成像，其中Ⅰ型 342 例（84.65%），Ⅱ型 16 例（3.96%），Ⅲ型 0 例，Ⅳ型 2 例（0.50%），

Ⅴ型 5 例(1.24%),Ⅵ型 4 例(0.99%),其他不能归为 Adachi 分型的有 35 例(8.66%)。

(二)胃左动脉

胃左动脉绝大多数情况下起源于腹腔干(77%~88%),管径 3~4mm,沿胃小弯在胃前壁分布,在胃小弯侧向胃体前后壁分别发出分支,在贲门附近继续分为贲门食管支及胃底支。图 1-30 所示为腹腔镜下胃左动脉的形态。

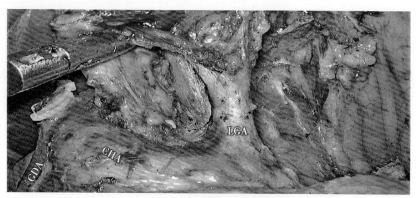

图 1-30 腹腔镜下胃左动脉
LGA. 胃左动脉;CHA. 肝总动脉;GDA. 胃十二指肠动脉

(三)胃右动脉

胃右动脉是肝总动脉分出的肝固有动脉支的分支,管径细小,多小于 2mm,分布于胃体和幽门部,沿胃小弯可与胃左动脉形成血管弓。如图 1-31 所示,根据 Adachi 的研究报告,胃右动脉可分为 5 个分型(黄色标识为胃右动脉)。图 1-32 所示为腹腔镜下胃右动脉形态:A. 从肝固有动脉发出型(93 例,48.69%);B. 从胃十二指肠动脉发出型(28 例,14.66%);C. 从肝左动脉发出型(38 例,19.90%);D. 在肝总动脉、肝固有动脉和胃十二指肠动脉三支分叉附近发出型(17 例,8.90%);E. 从肝总动脉发出型(3 例,1.57%)。

(四)胃网膜右动脉

胃网膜右动脉是肝总动脉分出的胃十二指肠动脉支的分支,管径也多小于 2mm,沿胃结肠韧带在胃大弯侧向左走行,与胃网膜左动脉分支形成胃大弯侧边缘血管弓。图 1-33 所示为腔镜下胃网膜右动脉形态。

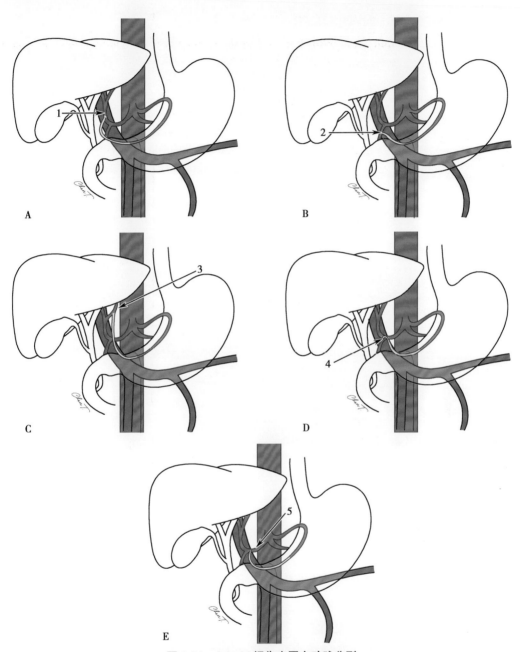

图 1-31　Adachi 报告中胃右动脉分型
1. 肝固有动脉；2. 胃十二指肠动脉；3. 肝左动脉；4. 肝总动脉分叉处；5. 肝总动脉

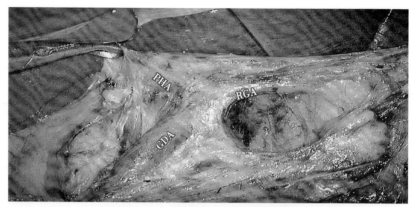

图 1-32　腹腔镜下胃右动脉（D 型）
RGA. 胃右动脉；PHA. 肝固有动脉；GDA. 胃十二指肠动脉

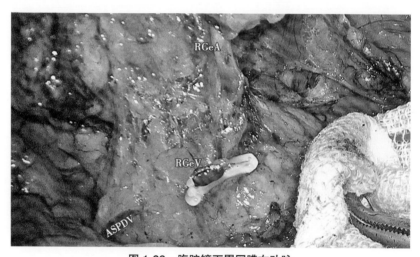

图 1-33　腹腔镜下胃网膜右动脉
RGeA. 胃网膜右动脉；RGeV. 胃网膜右静脉；ASPDV. 胰十二指肠上前静脉

（五）幽门下动脉

幽门下动脉分为三种类型：A. 远端型，起源自胰十二指肠上动脉；B. 末端型，起源自胃网膜右动脉；C. 近端型，起源自胃十二指肠动脉。其中以近端型最为常见。幽门下动脉多在根部扇形分出 3~4 支小动脉供应幽门部血液。

（六）脾动脉

脾动脉沿胰腺的上缘向左走行至脾门，分 3~5 支入脾（图 1-34）。脾动脉在走行过程中与胰腺关系密切，沿途发出分支至胰体或胰尾部，走行过程中可分为四段：A. 胰上段，自腹腔干发出后至胰腺之间的一段。此段可发出左膈下动脉、胰背动脉、脾上极动脉等。B. 胰段，脾动脉在胰腺后上缘的一段；此段多随胰腺弯曲，呈波浪状，是脾动脉最长的一段。脾动脉在此段多发出 3~5 支胃短动脉至胃底。C. 胰前段，在胰尾前方的一段；多数脾动脉在此段开始分为终支，脾动脉多在此段发出胃网膜左动脉，其沿大网膜两层之间行走与胃网膜右动脉吻合形成胃大弯侧边缘血管弓。D. 脾门前段，脾动脉在此段已分出终末支。

脾动脉在脾门发出的一级分支，称脾叶动脉，根据分支数量分为 4 种类型：A. 一支型；B. 二支型，最多见；C. 三支型；D. 多支型，最为少见。脾叶动脉发出的脾极动脉，为脾动脉的二级分支，例如脾下叶动脉可发出脾下极动脉。

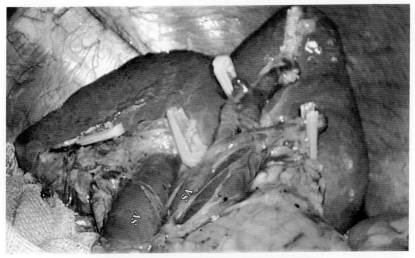

图 1-34　腹腔镜下脾门区域的脾动脉分支
SV. 脾静脉；SA. 脾动脉

（七）胃网膜左动脉

胃网膜左动脉最常见的类型是由二支型的脾下叶动脉发出，管径多小于 2mm，沿胃脾韧带进入胃结肠韧带，沿胃大弯向胃和大网膜分布，分支向右与胃网膜右动脉分支形成胃大弯侧边缘血管弓。图 1-35 为胃网膜左动脉常见三种分型（黄色标识为胃网膜左动脉）：A. 由脾动脉主干发出，胃网膜左动脉再发出脾下极动脉；B. 由脾下叶动脉发出，再发出脾下极动脉；C. 和脾下极动脉共干，共同由脾下叶动脉发出。图 1-36 为腔镜下胃网膜左动脉的形态。

（八）肝动脉

肝动脉的分类依据 Michel's 标准分为 10 种，如图 1-37 所示（黄色标识为肝动脉及其分支）。

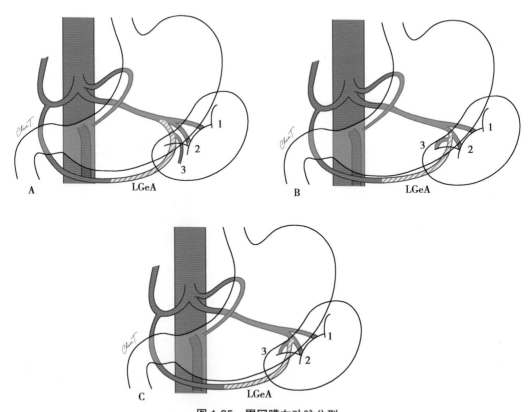

图 1-35 胃网膜左动脉分型

LGeA. 胃网膜左动脉;1. 脾上叶动脉;2. 脾下叶动脉;3. 脾下极动脉

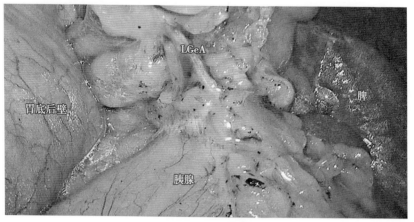

图 1-36 腹腔镜下胃网膜左动脉

LGeA. 胃网膜左动脉

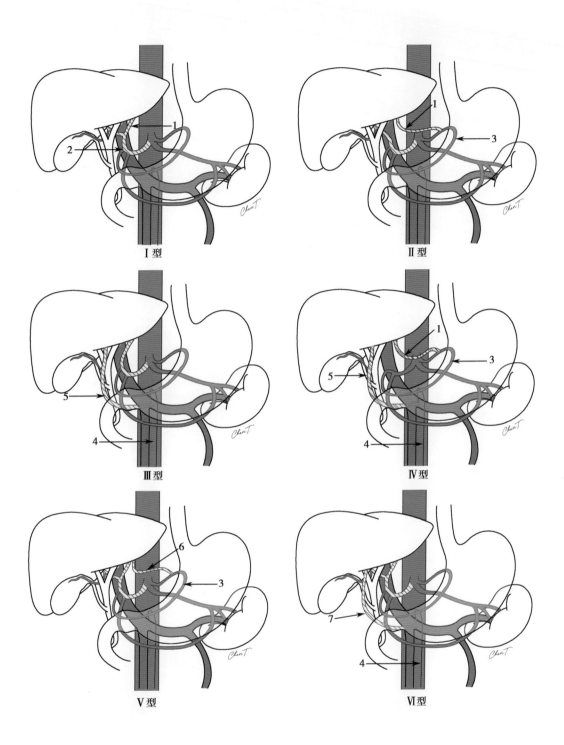

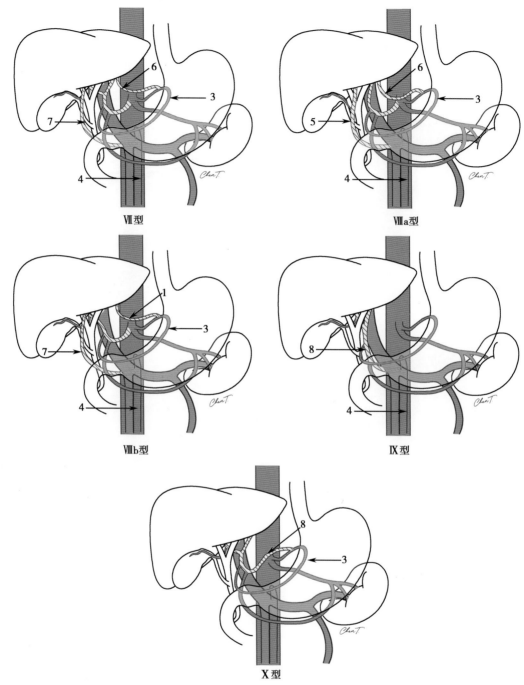

VII 型

VIIIa型

VIIIb型

IX 型

X 型

图 1-37　肝动脉 Michel's 分型

1. 肝左动脉；2. 肝固有动脉；3. 胃左动脉；4. 肠系膜上动脉；

5. 肝右动脉；6. 副肝左动脉；7. 副肝右动脉；8. 肝总动脉

（1）Michel's Ⅰ型：肝左、右动脉自肝总动脉发出（经典解剖学走行）（图1-38）。

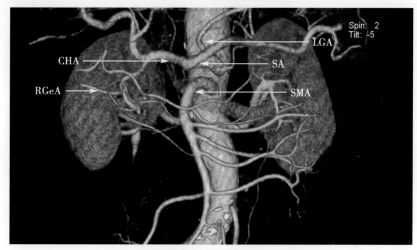

图 1-38 肝动脉 Michel's Ⅰ 型的 CT 血管成像
LGA. 胃左动脉；SA. 脾动脉；CHA. 肝总动脉；SMA. 肠系膜上动脉；
RGeA. 胃网膜右动脉

（2）Michel's Ⅱ型：肝左动脉自胃左动脉发出（图1-39）。

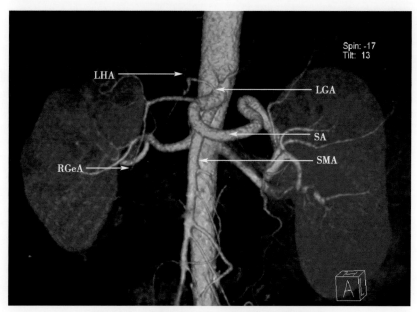

图 1-39 肝动脉 Michel's Ⅱ 型的 CT 血管成像
LHA. 肝左动脉；LGA. 胃左动脉；SA. 脾动脉；SMA. 肠系膜上动脉；
RGeA. 胃网膜右动脉

（3）Michel's Ⅲ型：肝右动脉自肠系膜上动脉发出（图1-40）。

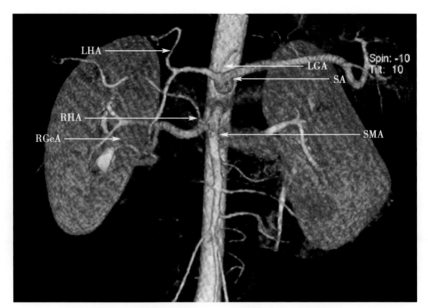

图1-40　肝动脉 Michel's Ⅲ型的 CT 血管成像

LHA. 肝左动脉；LGA. 胃左动脉；SA. 脾动脉；RHA. 肝右动脉；

SMA. 肠系膜上动脉；RGeA. 胃网膜右动脉

（4）Michel's Ⅳ型：肝左动脉自胃左动脉发出，肝右动脉自肠系膜上动脉发出（图1-41）。

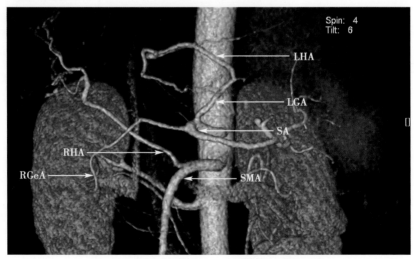

图1-41　肝动脉 Michel's Ⅳ型的 CT 血管成像

LHA. 肝左动脉；LGA. 胃左动脉；SA. 脾动脉；RHA. 肝右动脉；

SMA. 肠系膜上动脉；RGeA. 胃网膜右动脉

（5）Michel's Ⅴ型：副肝左动脉自胃左动脉发出（图 1-42）。

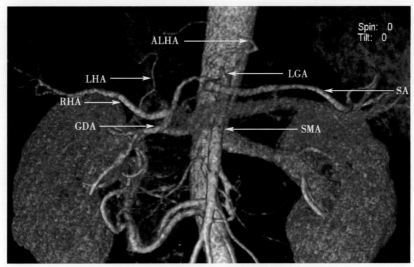

图 1-42　肝动脉 Michel's Ⅴ型的 CT 血管成像
ALHA. 副肝左动脉；LGA. 胃左动脉；LHA. 肝左动脉；SA. 脾动脉；
RHA. 肝右动脉；SMA. 肠系膜上动脉；GDA. 胃十二指肠动脉

（6）Michel's Ⅵ型：副肝右动脉自肠系膜上动脉发出（图 1-43）。

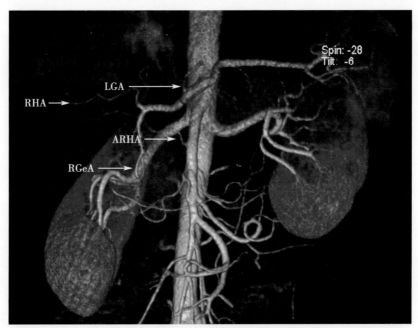

图 1-43　肝动脉 Michel's Ⅵ型的 CT 血管成像
LGA. 胃左动脉；RHA. 肝右动脉；ARHA. 副肝右动脉；RGeA. 胃网膜右动脉

（7）Michel's Ⅶ型：副肝左动脉自胃左动脉发出，副肝右动脉自肠系膜上动脉发出（图 1-44）。

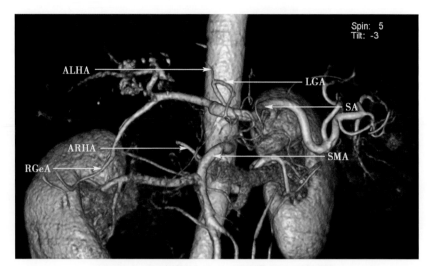

图 1-44 肝动脉 Michel's Ⅶ型的 CT 血管成像

ALHA. 副肝左动脉；LGA. 胃左动脉；SA. 脾动脉；ARHA. 副肝右动脉；
SMA. 肠系膜上动脉；RGeA. 胃网膜右动脉

（8）Michel's Ⅷ型：副肝左动脉自胃左动脉发出，肝右动脉自肠系膜上动脉发出（图 1-45）。

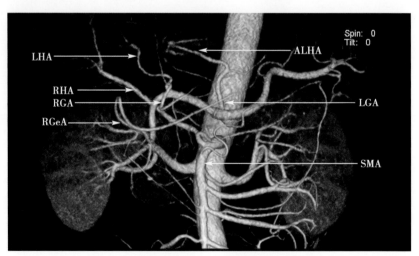

图 1-45 肝动脉 Michel's Ⅷ型的 CT 血管成像

ALHA. 副肝左动脉；LHA. 肝左动脉；RHA. 肝右动脉；RGA. 胃右动脉；
LGA. 胃左动脉；RGeA. 胃网膜右动脉；SMA. 肠系膜上动脉

（9）Michel's Ⅸ型：肝总动脉自肠系膜上动脉发出（图 1-46）。

（10）Michel's Ⅹ型：肝总动脉自胃左动脉发出。

　　(11)特殊类型：肝总动脉由腹主动脉发出，胃左动脉发自肝总动脉，脾动脉独立从腹主动脉发出等(图 1-47)。

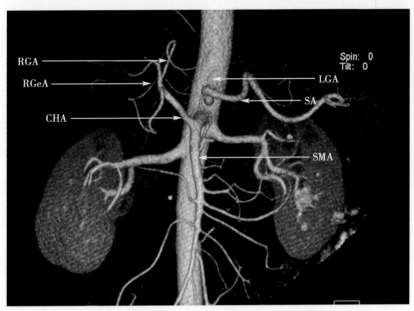

图 1-46　肝动脉 Michel's Ⅸ型的 CT 血管成像
RGA. 胃右动脉；RGeA. 胃网膜右动脉；CHA. 肝总动脉；LGA. 胃左动脉；SA. 脾动脉；SMA. 肠系膜上动脉

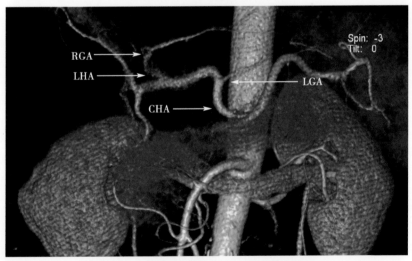

图 1-47　特殊类型肝动脉的 CT 血管成像
RGA. 胃右动脉；LHA. 肝左动脉；LGA. 胃左动脉；CHA. 肝总动脉

　　本中心回顾性分析 464 例胃癌患者，其中经典肝动脉解剖 Michel's Ⅰ 型 348 例(75%)，Ⅱ 型 28 例(6.03%)，Ⅲ 型 16 例(3.45%)，Ⅳ 型 6 例(1.29%)，Ⅴ 型 32 例(6.90%)，Ⅵ 型为 2 例(0.43%)，Ⅶ 型 2 例(0.43%)，Ⅷ

型 7 例 (1.51%)，IX 型 14 例 (3.02%)，X 型 0 例，另外 9 例肝动脉变异未在
Michel's 分型中 (1.94%)，其中包括 2 例肝右动脉自腹主动脉发出，6 例副
肝左动脉自腹主动脉发出，1 例副肝左动脉自胃左动脉发出合并肝右动
脉自腹主动脉发出。

（九）其他：胃短动脉、胃后动脉、左膈下动脉

胃短动脉是脾动脉进入脾门前的分支，走行于胃脾韧带内，在胃底
和胃体上部大弯侧形成分支。

胃后动脉多为脾动脉向脾门走行中较早发出的分支，发出分支后
多沿胃后壁上行，也可与脾动脉伴行一段距离后再上行，分支分布于胃
体上部及胃底后壁。

左膈下动脉可起源于腹主动脉或者腹腔干，沿左侧膈肌脚上行，至
食管裂孔左侧时可发出食管贲门支至胃贲门左侧 (50%)。

▶ 二、胃的静脉属支

（一）胃右静脉

胃右静脉是肝门静脉的属支，也称幽门静脉。其与胃右动脉伴行，
在胃小弯侧与胃左静脉吻合，在幽门处与幽门前静脉汇合，然后回流入
肝门静脉。幽门前静脉是手术中确认幽门口的解剖学标志。

（二）胃左静脉

胃左静脉是肝门静脉的另一属支，也称冠状静脉。多和胃左动脉
分开走行，收集胃及食管下段静脉血回流至肝门静脉。由于胃左静脉
紧邻腹腔动脉系血管，且走行多变，汇入点不固定，所以胃左静脉的变异
较多。苏州大学附属第二医院吴鹏飞等收集 805 例腹部增强 CT 影像
资料，通过观察原始轴位图像和冠状面重建图像，根据胃左静脉的走行
特点和汇入门静脉系的位置将胃左静脉分为 14 种类型 (图 1-48)：A. 从
肝总动脉后方（头侧）汇入门静脉主干 (RetroCH-PV，351/805，43.60%)；
B. 从脾动脉前方（尾侧）汇入脾静脉 (PreS-SV，132/805，16.40%)；C. 从肝
脾动脉夹角前方（尾侧）汇入门脾角 (Mid-PSV，82/805，10.19%)；D. 从肝
脾动脉夹角前方（尾侧）汇入脾静脉 (Mid-SV，76/805，9.44%)；E. 从脾动
脉后方（头侧）汇入脾静脉 (RetroS-SV，51/805，6.34%)；F. 从肝总动脉后
方（头侧）汇入门脾角 (RetroCH-PSV，46/805，5.71%)；G. 从脾动脉前方
（尾侧）汇入门脾角 (PreS-PSV，30/805，3.73%)；H. 直接向右汇入门静脉
左支 (-LPV，12/805，1.49%)；I. 从脾动脉后方（头侧）汇入门脾角 (RetroS-
PSV，8/805，0.99%)；J. 从脾动脉前方（尾侧）汇入门静脉主干 (PreS-PV，

4/805,0.50%);K.从肝总动脉后方(头侧)汇入脾静脉(RetroCH-SV,
4/805,0.50%);L.从肝脾动脉夹角前方(尾侧)汇入门静脉主干(Mid-
PV,3/805,0.37%);M.从肝总动脉前方(尾侧)汇入门脾角(PreCH-PSV,
3/805,0.37%);N.从肝总动脉前方(尾侧)汇入门静脉主干(PreCH-PV,
3/805,0.37%)。其中前7种类型较为常见,O、P和Q为较罕见的三种特
殊类型。图1-49所示为腔镜下胃左静脉形态。

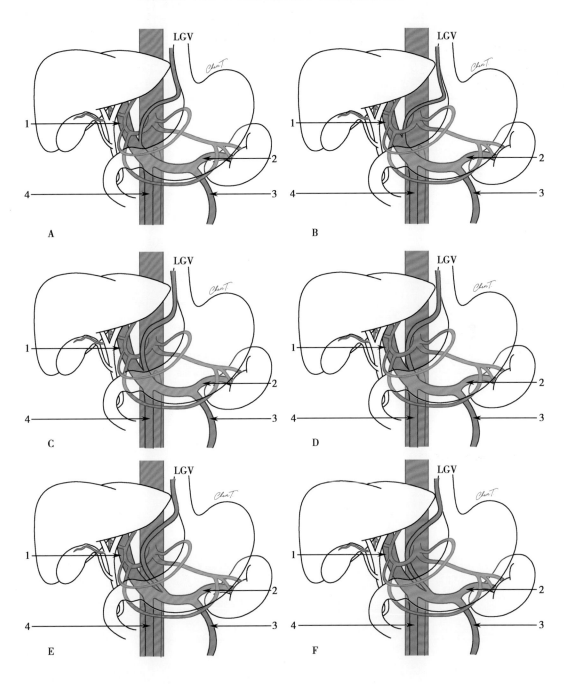

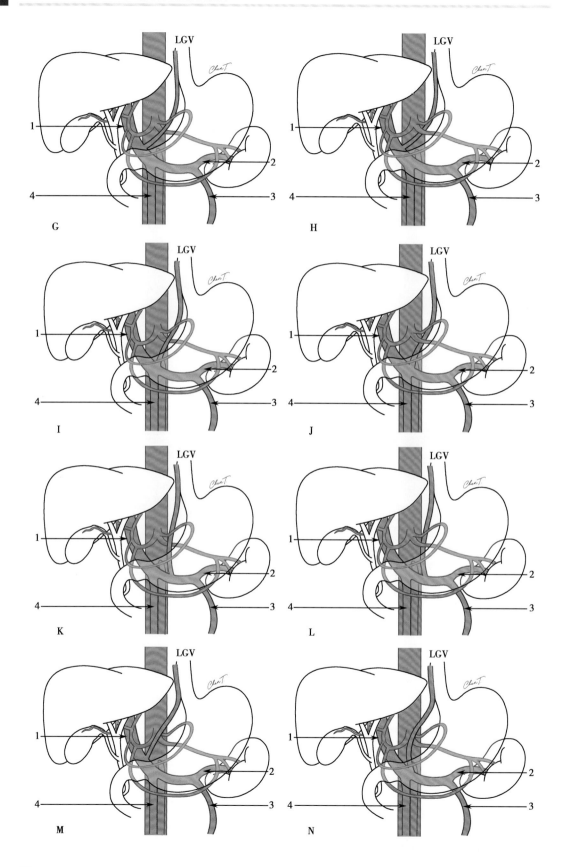

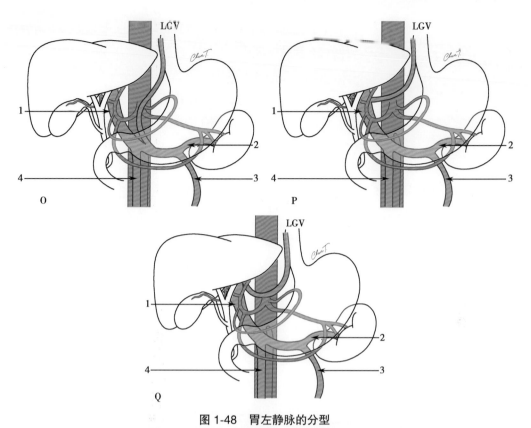

图 1-48　胃左静脉的分型

LGV. 胃左静脉；1. 门静脉；2. 脾静脉；3. 肠系膜下静脉；4. 肠系膜上静脉

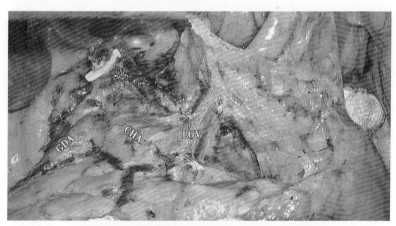

图 1-49　腹腔镜下胃左静脉（PreCH-PSV 型）

LGV. 胃左静脉；GDA. 胃十二指肠动脉；CHA. 肝总动脉

（三）胃网膜右静脉

胃网膜右静脉在大网膜两层间沿胃大弯右行，在胰头前与胰十二指肠上前静脉汇合，多数情况下再与一支或多支结肠静脉汇合形成胃结肠干（Henle 干），最终在胰腺切迹下汇入肠系膜上静脉。根据 Negoi 等研究，胃网膜右静脉不同走行的分型包括 6 个亚型：A. 胃网膜右静脉 + 胰十二指肠上

前静脉 + 上右结肠静脉,38.6%;B. 胃网膜右静脉 + 胰十二指肠上前静脉,26.7%;C. 胃网膜右静脉 + 胰十二指肠上前静脉 + 右结肠静脉 + 上右结肠静脉,9.5%;D. 胃网膜右静脉 + 胰十二指肠上前静脉 + 右结肠静脉,5.9%;E. 胃网膜右静脉 + 上右结肠静脉,5.4%;F. 所有其他分型,13.9%。图 1-50 为胃网膜右静脉常见的 5 种分型,图 1-51 为腔镜下胃网膜右静脉形态。

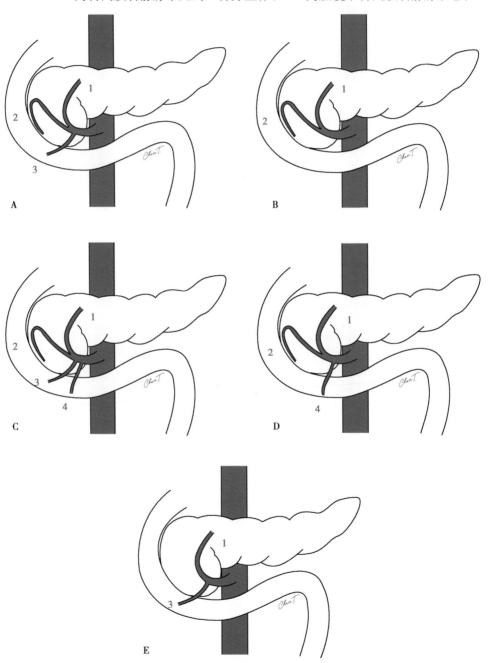

图 1-50　胃网膜右静脉不同走行的分型
1. 胃网膜右静脉;2. 胰十二指肠上前静脉;3. 上右结肠静脉;4. 右结肠静脉

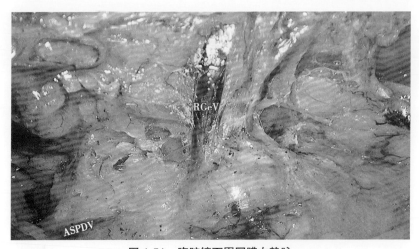

图 1-51　腹腔镜下胃网膜右静脉
RGeV. 胃网膜右静脉；ASPDV. 胰十二指肠上前静脉

(四) 胃网膜左静脉

胃网膜左静脉在大网膜两层间沿胃大弯左行，与胃网膜左动脉伴行至脾门，汇入脾静脉。图 1-52 所示为腔镜下胃网膜左静脉和动脉伴行的形态。

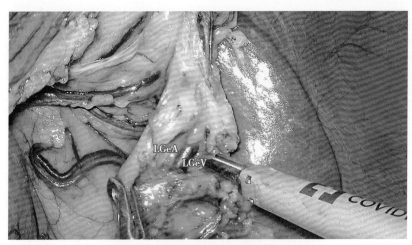

图 1-52　腹腔镜下胃网膜动静脉伴行
LGeA. 胃网膜左动脉；LGeV. 胃网膜左静脉

第五节　胃的淋巴回流和神经

▶ 一、胃的淋巴回流

胃的淋巴回流分为胃左、右动脉区,胃网膜左、右动脉区四个区域,分别沿着胃左动脉、脾动脉、肝总动脉汇集至腹腔干(部分汇集至肠系膜上动脉),终止于腹主动脉周围(图 1-53)。

(一)胃左动脉区淋巴回流

主要接受来自胃小弯左侧、胃底右侧及贲门部的淋巴管,沿胃左动脉回流至胃左动脉根部,再回流至腹腔干根部的淋巴结。部分贲门淋巴结沿左膈下动脉贲门支回流至腹腔干周围,途中部分淋巴沿左肾上腺静脉引流至左肾静脉上下缘区间的腹主动脉周围淋巴结。

(二)胃网膜左动脉区淋巴回流

主要接受来自胃底大部、胃大弯左半部的淋巴管,胃后壁的淋巴管沿胃后动脉淋巴结回流至脾动脉周围淋巴结。脾动脉的淋巴结大部分经脾动脉根部回流至腹腔干周围,小部分直接回流至右侧腹主动脉周围。

(三)胃网膜右动脉区淋巴回流

主要接受来自胃幽门下方和胃大弯右半部的淋巴管,然后沿胃网膜右静脉回流,与胰腺前方的部分淋巴管和淋巴结一起沿肠系膜上动脉周围回流至其根部。部分胃网膜右淋巴结和幽门下淋巴结沿胃十二指肠动脉回流至肝总动脉周围的淋巴结。

(四)胃右动脉区淋巴回流

主要接受胃幽门上方和胃小弯右侧的淋巴管,沿胃右动脉回流,并与肝十二指肠韧带的部分淋巴结一起回流至肝总动脉前方和上方的淋巴结,再回流至腹腔干周围的淋巴结。

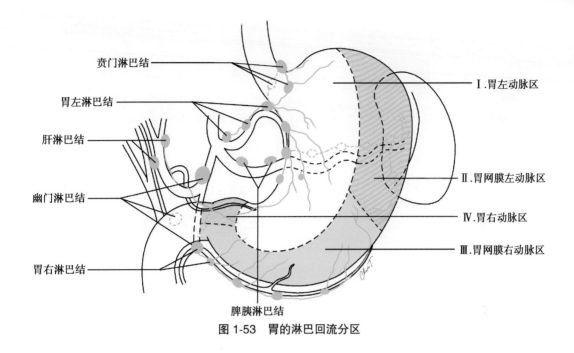

图 1-53　胃的淋巴回流分区

贲门淋巴结

胃左淋巴结

肝淋巴结

幽门淋巴结

胃右淋巴结

脾胰淋巴结

Ⅰ.胃左动脉区

Ⅱ.胃网膜左动脉区

Ⅳ.胃右动脉区

Ⅲ.胃网膜右动脉区

▶ 二、胃的神经

胃的神经包括交感神经、副交感神经和内脏感觉神经。

（一）胃的交感神经

胃的交感神经主要来自腹腔神经丛,神经纤维沿腹腔干及其分支,主要是胃左动脉和肝总动脉,分布至胃壁。部分来自肝丛的交感神经经肝胃韧带分布至胃小弯。

（二）胃的副交感神经

胃的副交感神经来自第 X 对脑神经——迷走神经。左、右侧迷走神经沿食管左右侧下行,在胚胎时期由于胃的旋转,使左侧迷走神经转至食管前方,右侧迷走神经转至食管后方,分别形成胃迷走神经的前干和后干,沿胃小弯走行,沿途发出走向胃底、体的小分支和走向胃窦幽门的鸦爪支,也称 Grow 足。胃前干的分支位于胃前壁,胃后干的分支位于胃后壁。迷走前干在贲门的右侧分出肝支进入肝门,而迷走后干在贲门的右侧则分出腹腔支行至腹腔干旁(图 1-54)。

（三）胃的内脏感觉神经

胃的内脏感觉神经分别随上述两种神经进入脊髓和延髓,传导痛觉和膨胀及饥饿感。

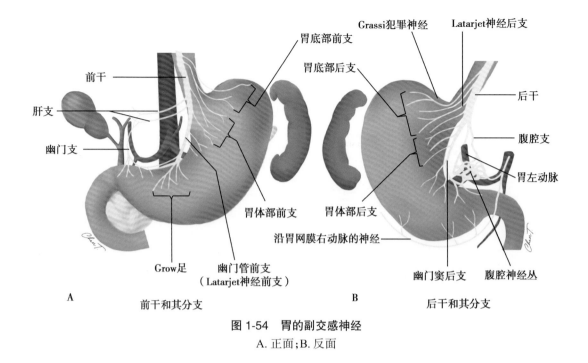

图 1-54　胃的副交感神经
A. 正面;B. 反面

第六节　食管胃结合部的解剖概要

　　无论从解剖学还是临床学来看,食管胃结合部都是相对独立的区域。考虑其特殊性,本章节单独对其进行阐述。

一、食管胃结合部定义

　　食管胃结合部是指食管和胃之间结合的解剖交界(esophagogastric junction,EGJ)区域。最新第 15 版日本《胃癌分类规约》较既往的版本对其定义进一步细化,包括内镜、上消化道造影和病理学三方面标准。

　　(一)内镜定义

　　食管下部栅状血管的下缘;如不清晰时则取胃大弯纵向皱襞的口侧缘。

（一）上消化道造影定义

（1）食管下段最狭窄的部位。

（2）具有食管裂孔疝症状的时候以胃大弯纵行皱襞的口侧缘为标志。

（3）合并 Barrett 食管的情况以胃大弯纵行皱襞的口侧缘为标志。

（三）病理定义

【肉眼判断（手术标本）】

肉眼观察上，从管状食管向囊状胃移行口径变化的部位。

【组织学判断】

1. **黏膜构造保存完整的黏膜**　①非 Barrett 食管：鳞状、柱状上皮交界（squamocolumnar junction，SCJ）为食管胃结合部（但并非和 EGJ 一致）；②Barrett 食管：以固有层食管腺和其导管、双层黏膜肌层结构、栅状血管（图 1-55）等组织为判断指标。

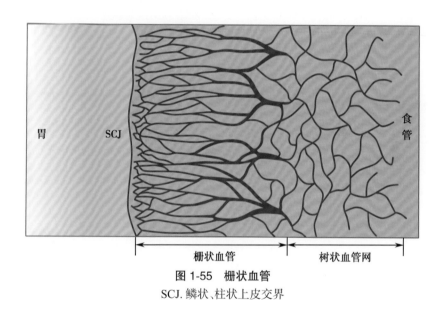

图 1-55　栅状血管

SCJ. 鳞状、柱状上皮交界

2. **黏膜构造保存不完整的黏膜**　以手术标本肉眼所见为基准，依据食管和胃的组织学结构进行判断。

二、食管胃结合部腺癌的定义

依据世界卫生组织（WHO）对消化系统肿瘤分类定义，在临床上，不论肿瘤中心或主体处于何种解剖位置，位于食管胃解剖交界上下 5cm 以内的腺癌均定义为食管胃结合部腺癌。

（一）食管胃结合部腺癌的分型

1. **Siewert 分型**　Siewert 分型由德国学者 Joerg Ruediger Siewert 于 1987 年提出，主要包括肿瘤中心位于食管 - 胃解剖交界上下 5cm 范围以内的腺癌，是目前较为普遍使用的 EGJ 肿瘤分型。

Siewert 分型：Ⅰ型，位于食管 - 胃解剖交界以上 1~5cm；Ⅱ型，位于食管 - 胃解剖交界以上 1cm 到食管 - 胃解剖交界以下 2cm；Ⅲ型，位于食管 - 胃解剖交界以下 2~5cm（图 1-56）。自 2015 年开始，NCCN 指南推荐，Siewert Ⅰ、Ⅱ型参照食管癌 TNM 分期标准和治疗指南诊断治疗，Siewert Ⅲ型参照胃癌的分期标准和治疗指南诊断治疗。然而这样的归类尚存在争议，其中关于 Siewert Ⅱ型处理的争议最为明显。

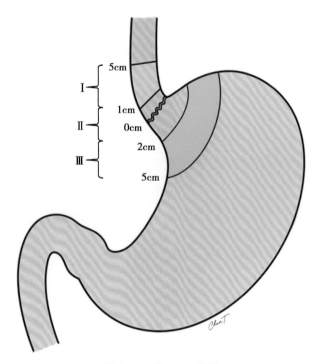

图 1-56　Siewert 分型

2. **Nishi 分型**　Nishi 分型是日本学者 Mitsumasa Nishi 于 1973 年提出，该标准将食管胃结合部的范围定义在 EGJ 上下 2cm，如图 1-57 所示。根据肿瘤中心和上下缘与 EGJ 相对关系进行分型，分为 5 型：E、EG、E=G、GE 和 G（图 1-58）。然而该分型仅适用于直径小于或等于 4cm 的病灶，而且该分型未能区分腺癌和鳞癌。

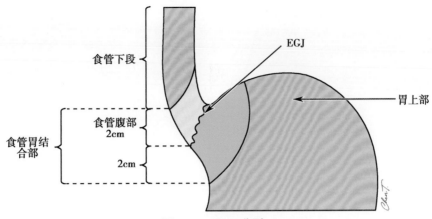

图 1-57　Nishi 分型

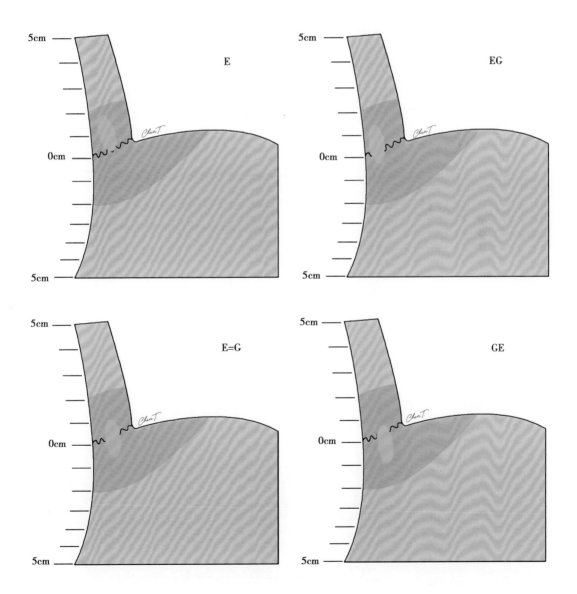

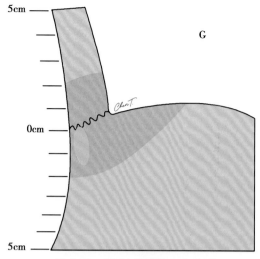

图 1-58　Nishi 分型的 5 个分型

（二）食管胃结合部癌的分期

在临床上，不仅食管胃结合部癌的分型方法具备争议，其分期目前也尚未统一。第 7 版国际抗癌联盟及美国肿瘤联合会（UICC/AJCC）胃癌 TNM 分期中规定，位于近端胃 5cm 以内并向食管侵犯的肿瘤采用食管癌分期。

然而食管癌和胃癌分期的不同导致了一部分病例出现了分期偏移的现象，而且两种分期中并没有哪种更能表现出优势。2016 年第 8 版分期作出了修订，将食管胃结合部癌的部位分为 A、B、C 三种情况。A. 肿瘤跨过 EGJ 线，但中心位于 EGJ 线以下 2cm 以外；B. 肿瘤未跨过 EGJ，中心位于 EGJ 以下 2cm 以内；C. 肿瘤跨过 EGJ 线，但中心位于 EGJ 线以下 2cm 以内。A 和 B 按照胃癌标准分期，而 C 则按照食管癌标准分期。如图 1-59 所示：

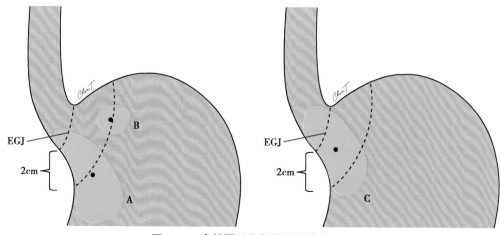

图 1-59　食管胃结合部癌的位置分型

三、食管胃结合部与邻近脏器的位置关系和筋膜解剖

（一）食管胃结合部与邻近脏器的位置关系

食管腹段位于肝左叶后方、左膈肌脚的前方、膈下动脉的左侧。它的表面覆盖一层较薄的结缔组织，内含迷走神经前后干和胃左血管的食管支。

（二）食管胃结合部的筋膜解剖

食管腹段表面实则是膈上膈食管韧带在食管裂孔肌上的移行部位。膈食管韧带的作用在于限制食管在食管裂孔内的上下移动。胃癌手术中，行食管残胃或食管空肠吻合时，为了减少吻合张力，需要把膈食管韧带剪断（图 1-60）。膈食管韧带里面是食管裂孔下脂肪环，在成年人的食管胃结合处的表面可看到明显的脂肪垫，是一个有临床意义的外科学解剖标志。

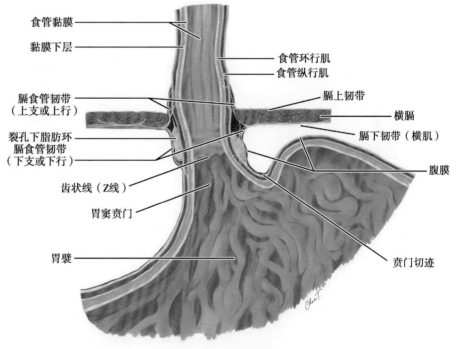

图 1-60　膈食管韧带

食管腹段前面及左侧面被腹膜覆盖，而后面没有腹膜覆盖，其和近贲门处的一块小三角区域均属于无腹膜（浆膜）区，也称胃裸区，1941年 Condon 教授最早提及该区域（图 1-61），直接与左膈肌脚或左肾上腺前面的 Gerota 筋膜接触。胃裸区左侧和右侧的边界均为胃膈韧带

的腹膜反折,其右侧紧邻网膜囊上隐窝,左侧为网膜囊脾隐窝。胃裸区断面起始于食管和胃的连接部。腹膜经胃反折到膈肌形成胃膈韧带,往下延续为左侧的胃胰韧带(胃胰襞)反折。胃裸区断面一般消失在肝十二指肠水平。胃裸区的高度在第10至12胸椎椎体之间。在横断面上,不同平面胃裸区的大小亦不相同。在食管腹段的平面面积较小,向下逐渐增大,一般在肝门静脉左支矢状部平面达到最大,继续向下至肝十二指肠韧带平面时胃裸区消失,此时胃膈韧带左右层相互靠拢并延续成胃胰韧带(胃胰襞),连于胃后壁和胰体上缘之间。胃左血管在该区域的右端到达胃小弯,胃膈韧带经过该区域的外侧到达膈下表面。在胃裸区,胃后壁与膈肌之间的腹膜后间隙有脂肪结缔组织,内有迷走神经后干、淋巴结,以及胃后动静脉、胃左动静脉、膈下动脉返支等血管。

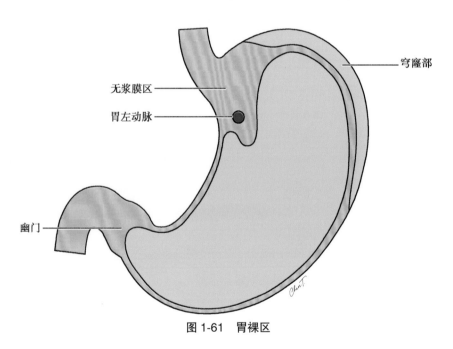

穹窿部

无浆膜区

胃左动脉

幽门

图 1-61 胃裸区

四、食管胃结合部的动脉

食管胃结合部分布有胃左动脉(94.67%)、左膈下动脉(56%)、副肝左动脉(10%)、右膈下动脉(3.33%)(图 1-62)、脾动脉(1.33%)、腹腔干(0.67%)、肾上腺上动脉及胃短动脉等。这些动脉之间以及其分支和下段胸主动脉食管支吻合,形成丰富的血管网(图 1-63)。从腹腔干直接发出的分支与胸主动脉食管支吻合的形式较为多见,而膈下动脉发出的食管支则相对罕见。

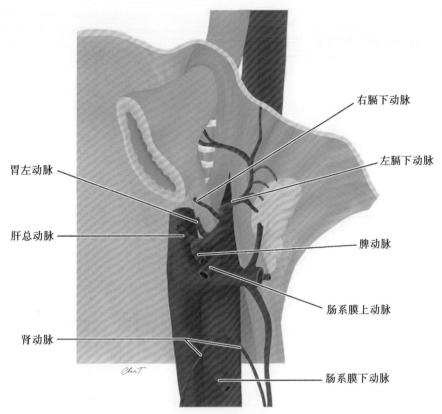

图 1-62　膈下动脉

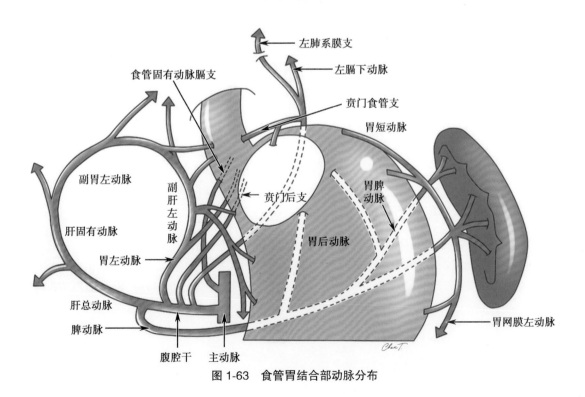

图 1-63　食管胃结合部动脉分布

五、食管胃结合部的静脉

食管胃结合部静脉血经过胃左静脉、脾静脉上的贲门旁支和胃短静脉汇入门静脉(图1-64)。部分静脉血注入左膈下静脉,在腔静脉裂孔注入下腔静脉。

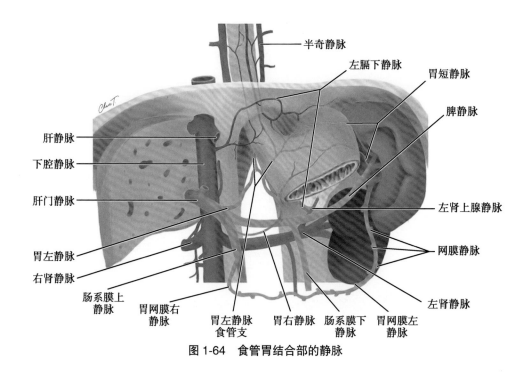

半奇静脉

左膈下静脉

胃短静脉

脾静脉

肝静脉

下腔静脉

肝门静脉

左肾上腺静脉

胃左静脉

右肾静脉

网膜静脉

肠系膜上静脉

胃网膜右静脉

胃左静脉食管支

胃右静脉

肠系膜下静脉

胃网膜左静脉

左肾静脉

图1-64　食管胃结合部的静脉

六、食管胃结合部的淋巴系统

食管胃结合部的淋巴结引流途径包括:①胃左动脉途径;②胃短动脉途径;③小网膜途径;④左膈下动脉途径;⑤膈肌途径。沿左膈下动脉的淋巴结可引流至腹腔干附近,或者途中部分淋巴沿左肾上腺静脉引流至左肾静脉上下缘区间的腹主动脉周围淋巴结。食管裂孔部及横膈的淋巴结沿纵隔胸膜上行的淋巴管引入胸腔内,一般不存在从胃向胸腔内的淋巴引流,当壁内淋巴回流被癌修饰阻断后,则可能形成向壁外淋巴引流的侧支循环,出现上行的淋巴回流。

迄今为止,腹腔镜胃癌手术已经走过了 20 余年的历程。Ohgami 等于 1994 年首次报道了腹腔镜下局部胃切除治疗早期胃癌;同年 Kitano 等报道了世界首例腹腔镜辅助根治性远端胃切除术;Uyama 等于 1999 年报道了世界上首例腹腔镜根治性全胃切除术。随着技术的不断发展和完善,腹腔镜胃癌手术在胃癌高发的亚洲尤其是东亚地区,开展的数量在不断增加。尽管关于淋巴结的廓清范围在东西方存在较大的分歧,但越来越多的研究显示 D2 根治术能明显提高进展期胃癌的长期生存率。2010 年 3 月修订的第 3 版日本《胃癌治疗指南》及后继的第 4、5 版均将以根治为目的的标准胃切除及 D2 淋巴结清扫列为胃癌的定型手术,并根据胃切除范围的不同对 D2 淋巴结清扫范围进行了定义。

笔者团队自 2004 年开始开展腹腔镜胃癌手术,结合我们前期对腹腔镜下应用解剖的认识,在手术程序的设计上充分考虑到了腹腔镜技术的特点,游离步骤遵循由近及远、从下往上、先后再前的顺序,更重要的是融入了我们对腔镜下应用解剖的理解,即充分利用视觉放大的优势,综合利用形态、色泽特点,找准相关解剖标志,尽可能维持正确的层面以减少出血并加以推进。由于失去了传统开腹手术的触觉优势,腹腔镜胃癌手术需依靠镜下定位来辨识正确的操作路径和层面,淋巴结清扫的安全性和彻底性有赖于术者对解剖间隙、解剖标志和血管特点的深刻认识。我们将手术思路归纳为:"认真展开三大平面""仔细辨认两个标志""小心提防一百种变异"。

一、认真展开三个平面

腹腔镜胃癌根治术的主要宏观外科平面有两个:胰周间隙、横结肠系膜与胃系膜之间的间隙(表 1-1)。胃癌根治术的切除范围除了胃、十二指肠本身之外,还包括胃的所有固定装置:①原始胃腹侧系膜的衍生物：肝胃韧带和肝十二指肠韧带；②原始胃背侧系膜的前层衍生物：胃膈韧带、胃脾韧带和大网膜前层；③原始胃背侧系膜的后层衍生物：胃胰襞（胃胰皱襞）、肝胰襞（肝胰皱襞）、胰腺前后两层筋膜、胃肾韧带和大网膜后层。理论上来说，也就是将胃十二指肠与作为血管、神经、淋巴通路和固定装置的胃周所有韧带及其所围成的网膜囊完整切除，以达到最大限度清除肿瘤扩散范围的目的。虽然最新来自日本临床肿瘤研究组 JCOG-1001 研究的证据并不能表明网膜囊完整剥离的临床肿瘤学优势，但理论上尽可能进行完整的胃和胃系膜"整块切除"（en-block resection），仍有利于保障肿瘤根治的彻底性，正确认识其筋膜结构及毗邻关系对胃癌根治术仍具有重要意义。腹腔镜胃癌根治术的微观平面是血管鞘外间隙。我们将胃系膜与横结肠系膜之间的融合间隙、胰周间隙和血管鞘外间隙称为"三大平面"。

表 1-1　腹腔镜胃癌根治术的宏观外科平面

平面	操作	部位
胃系膜与横结肠系膜间的融合间隙	切开网膜囊右壁进入横结肠系膜与胃系膜的间隙	横结肠系膜前叶前间隙
胰前间隙	定位胃十二指肠动脉	胰头前表面
	离断胃网膜右动脉	胰头前下部
胰后间隙	解剖胃网膜左血管	胰尾上缘
	解剖腹腔动脉及其分支	胰体上缘
	解剖肠系膜上静脉及其属支	胰颈下缘

（一）胃系膜与横结肠系膜之间的融合间隙

游离该融合间隙的思路和技巧如下：

（1）寻找突破口：网膜囊的右界。胃结肠韧带是胃背侧系膜前层演化而来，构成大网膜前两层的上部，连接于胃大弯和横结肠前面之间，在横结肠系膜前叶左侧融合较致密，而在右侧相对疏松，我们要清扫第 6 组淋巴结时需进入右侧间隙。在网膜囊右界，助手和主刀分别将胃系膜和横结肠系膜对抗牵拉，在横结肠系膜附着于胃窦后壁处切开，以此为突破口，能更快、更准确地进入胃系膜与横结肠系膜之间的融合间隙。

（2）层面优先原则：该融合间隙未充分扩展开或助手牵拉过度时，容易损伤胃系膜和横结肠系膜内的血管。因此，即使我们看到了血管时也不急于处理，而是先将层面充分扩展后再处理血管，可降低误伤血管的发生率；另一方面即便我们遇到了血管损伤，在层面充分扩展的术野下也能从容应对，迅速处理出血的血管。

（3）从已知层面过渡至未知层面：有些体型偏瘦的患者其融合间隙较为致密，术者在分离过程中容易失去层面，这时不宜继续"盲目"深入，否则容易导致系膜内血管损伤引起出血。正确的做法是回到先前游离开的"已知层面"，再逐渐过渡至"未知层面"。

（二）胰周间隙

胰周间隙属于消化管系膜与腹膜相互愈着的融合间隙。其中，胰前间隙以及其延续的横结肠系膜前叶前间隙是胃系膜剥离的外科平面；而胰腺上下缘的胰后间隙是血管解剖的外科平面，比如胰颈下缘的肠系膜上静脉及其属支、胰体上缘的腹腔动脉及其主要分支。一方面，在此间隙解剖，理论上就能将胃背侧系膜衍生物所围成的网膜囊完整切除；另一方面，术中充分利用这些天然的相互贯通的间隙，就犹如军事上的迂回战术，避免和血管"正面交锋"，降低术中出血的概率。比如我们通过胰后入路保留胰脾的原位脾门淋巴结清扫的方法要领就是通过游离贯通胰腺上下缘的胰后间隙，这样既利于显露脾血管和彻底清扫脾血管后方的淋巴组织，同时也能使得脾蒂悬空便于牵拉形成张力，很好地解决腔镜下脾门清扫显露困难的问题，这时即便清扫过程出现脾血管或其分支的出血，止血处理也能游刃有余。

（三）血管鞘外间隙

对血管的游离，笔者团队建议走血管鞘外层面做到脉络化即可，不推荐常规走血管鞘内层面使之骨骼化。因为过度地剖离血管鞘可能会导致假性动脉瘤、迟发性出血的发生。只有在血管周围有明显肿大或融合的淋巴结或两者间隙紧密时，为了更完整清扫淋巴结，可打开血管鞘，充分暴露血管后再行分离结扎。

▶ 二、仔细辨认两个标志：胰腺和血管分叉

（一）胰腺的中心标志

1. **胰腺是胃周血管的中心**　胰腺是腹腔干及其主要分支的必经之路，胃周的血管在胰腺周围构成一个网络化的血管网。故以血管为中

心的淋巴结廓清,胰腺是必要且充分的中心标志(表 1-2)。

表 1-2　胰腺的标志性作用

标志	部位	目标
胰尾上后缘	胰尾	胃网膜左血管
胰颈下缘	胰颈	肠系膜上静脉及其属支
胃胰韧带	胰头	胃十二指肠动脉
肝胰襞、胰颈上缘	胰头、颈	肝总、肝固有动脉
胃胰襞	胰体	胃左动静脉
胰体、尾上后缘	胰体、尾	脾动脉

2. **胰腺是胃周间隙的枢纽**　其位于前肠和中肠交界处,是横结肠系膜与胃、十二指肠系膜的愈着部。此外其周缘是胃周解剖间隙的边界和相互交通的枢纽。

3. **胰腺是腹后壁的视觉中心**　它恒定的位置和颜色使其成为腹后壁最易辨认的视觉中心。

(二) 血管分叉

以血管分叉作为节点和局部标志,沿着血管干"顺藤摸瓜"能精确地定位血管。尤其是在处理血管根部(如胃右动脉)时,把目标血管的上级(肝固有/肝左动脉)和下级分支了解清楚能够最大限度避免不必要的血管损伤。表 1-3 所示为腹腔镜胃癌根治术中重要的血管分叉。

表 1-3　重要的血管分叉

血管分叉	主要分支		
脾动脉	胃网膜左动脉	脾叶动脉及分支	胃短动脉
肠系膜上静脉	右/副右结肠静脉	中结肠静脉	胃网膜右静脉
胃十二指肠动脉	胃网膜右动脉	胰十二指肠上前动脉	幽门下动脉
肝总动脉	肝固有动脉	胃右动脉	胃十二指肠动脉
腹腔干	胃左动脉	肝总动脉	脾动脉

▶ 三、小心提防一百种变异

胃周血管变异较多,是引起术中出血的因素之一。胃周淋巴结大多分布于胃的血管周围,这些血管与筋膜的固定关系以及产生的外科平面和解剖学标志无疑是腹腔镜胃癌 D2 根治术顺利实施的关键。预防变异血管损伤的要点包括仔细了解术前血管重建的情况,术中遵循层面优先、血管互为指引的原则等。关于腔镜胃癌手术中血管损伤并发症的处理,我们在第四章里有较详细的描述。

参 考 文 献

[1] SUSAN S. 格氏解剖学 [M]. 41 版 . 济南 : 山东科学技术出版社 , 2017.

[2] 篠原尚 , 水野惠文 , 牧野尚廖 . 图解外科手术 - 从膜的解剖解读术式要点 [M]. 3 版 . 沈阳 : 辽宁科学技术出版社 , 2013.

[3] 吴涛 , 李国新 , 丁自海 , 等 . 腹腔镜下远端胃癌根治术中胃背侧系膜及系膜间隙的解剖形态特点 [J]. 中国临床解剖学杂志 , 2007, 03: 251-254.

[4] 日本胃癌學會 . 胃癌取扱い規約 [M]. 15 版 . 東京 : 金原出版株式会社 , 2017.

[5] 笹子三津留 , 垣添忠生 . 胃癌根治术图谱 [M]. 北京 : 人民卫生出版社 , 2009.

[6] KAWASAKI K, KANAJI S, KOBAYASHI I, et al. Multidetector computed tomography for preoperative identification of left gastric vein location in patients with gastric cancer [J]. Gastric Cancer, 2010, 13 (1): 25-29.

[7] 吴鹏飞 . 胃左静脉的 64-MSCT 影像解剖研究 [D]. 苏州 : 苏州大学 , 2012.

[8] NEGOI I, BEURAN M, HOSTIUC S, et al. Surgical Anatomy of the Superior Mesenteric Vessels Related to Colon and Pancreatic Surgery: A Systematic Review and Meta-Analysis [J]. Sci Rep, 2018, 8 (1): 4184.

[9] 荒井邦佳 , 幕内雅敏 . 胃外科要点与盲点 [M]. 沈阳 : 辽宁科学技术出版社 , 2009.

[10] YAJNIK V. Pathology and genetics of tumors of the digestive system [J]. Gastroenterology, 2001, 121 (5): 1258.

[11] National Comprehensive Cancer Network. Esophageal and Esophagogastric Junction Cancers. NCCN Clinical Practice Guidelines in Oncology (NCCN Guidelines®). 2018 (Version 1). www. nccn. org.

[12] CONGDON E D, EDSON J N. The cone of renal fascia in the adult white male. Anatomical Record Advances in Integrative Anatomy & Evolutionary Biology, 2010. 80 (3): 289-313.

[13] OHGAMI M, KUMAI K, OTANI Y, et al. Laparoscopic wedge resection of

the stomach for early gastric cancer using a lesion-lifting method [J]. Dig Surg, 1994, 11: 64-67.

［14］ KITANO S, ISO Y, MORIYAMA M, et al. Laparoscopy-assisted Billroth I gastrectomy [J]. Surg Laparosc Endosc, 1994, 4 (2): 146-148.

［15］ UYAMA I, SUGIOKA A, FUJITA J, et al. Laparoscopic total gastrectomy with distal pancreatosplenectomy and D2 lymphadenectomy for advanced gastric cancer [J]. Gastric Cancer, 1999, 2 (4): 230-234.

［16］ 李国新, 张策, 余江. 腹腔镜辅助远端胃癌 D2 根治术 : 基于解剖的艺术 [J]. 外科理论与实践, 2007, 06: 533-538.

［17］ 张策, 余江, 王亚楠, 等. 胰腺和胰周间隙的活体解剖学特点及其对腹腔镜远端胃癌 D2 切除术的启示 [J]. 中华胃肠外科杂志, 2009, 12 (2): 117-120.

02

第二章

腹腔镜胃癌根治术的
基本概念和要领

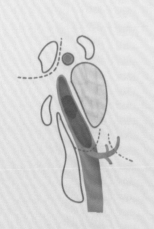
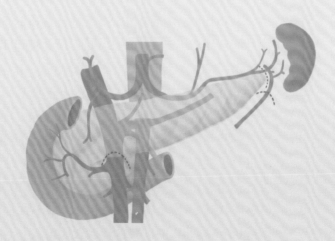

第一节　胃的切除范围和决定原则

▶ 一、胃的切除范围

根据日本第 5 版《胃癌治疗指南》,胃癌手术的切除范围主要包括:①全胃切除术;②远端胃切除术(通常切除胃的 2/3 以上);③保留幽门胃切除术;④近端胃切除术;⑤胃节段切除术;⑥胃局部切除术;⑦非切除类手术:胃空肠短路手术、胃造瘘术、空肠造瘘术;⑧残胃全切除或残胃次全切除(适用于残胃癌病例)。

▶ 二、胃切除范围的决定原则

1. **切缘距离的确保**　以根治为目的的胃切除手术应保证足够的切缘。根据日本《胃癌治疗指南》,T_1 的肿瘤应保证肉眼 2cm 以上的大体切缘;对于边缘不清楚的肿瘤,则可以通过术前内镜来确认和标记肿瘤边缘,有条件的医院可以开展术中内镜,帮助确认切缘距离。T_2 或以上的肿瘤的近端切缘距离根据大体分型有所不同,局限型(Borrmann Ⅰ、Ⅱ型)的肿瘤需保证 3cm 以上的近端切缘,而浸润型(Borrmann Ⅲ、Ⅳ型)的肿瘤则要求保证 5cm 以上的近端切缘。如切缘距离低于上述要求,需要对肿瘤的近端切缘全层进行快速病理检查以明确。侵犯食管的肿瘤不要求 5cm 以上的切缘,但应该通过术中冰冻等形式保证达到 R0 切除。

2. **手术方式的选择**　对于临床分期 T_2 以上或 N_+ 的肿瘤,标准的手术方式通常包括远端胃切除和全胃切除。远端胃切除术适用于可确保足够近切缘距离的肿瘤,否则需选择全胃切除。如果由于胰腺浸润而进行了胰腺联合脾切除术,即使可以确保足够近切缘距离的病变,也需进行全胃切除。肿瘤位于胃大弯侧且术中考虑第 4sb 组淋巴结存在转移时,则应考虑全胃联合脾切除。对于食管胃结合部腺癌,当病变大部分位于食管时,则按照食管癌方式实施中下部食管切除术、近端胃切除术和管状胃重建术。

临床分期为 T_1N_0，且位于以下位置的肿瘤可以考虑缩小手术：

(1) 保留幽门的胃切除（PPG）：适用于位于胃中部的，且远切缘距离幽门 4cm 以上的肿瘤。

(2) 近端胃切除：适用于胃上部癌且可保留一半以上胃组织的病例。

(3) 胃节段切除术和局部切除目前只作为探索性手段，本书不做详述，可参考相关文献。

第二节　胃癌根治术淋巴结清扫的定义和适应证

▶ 一、胃周淋巴结的分组和定义

根据日本《胃癌分类规约》，将胃周的淋巴结按如下方式进行分组和定义（表 2-1、图 2-1）：

表 2-1　胃周淋巴结的分组和定义

分组	定义
1	贲门右淋巴结，包括沿胃左动脉升支第 1 支分布的淋巴结
2	贲门左淋巴结，包括沿左膈下动脉的食管支分布的淋巴结
3a	沿胃左动脉的分支分布的胃小弯淋巴结
3b	沿胃右动脉的第 2 支及远端分布的胃小弯淋巴结
4sa	沿胃短动脉分布的胃大弯左侧（胃周区域）淋巴结
4sb	沿胃网膜左动脉分布的胃大弯左侧（胃周区域）淋巴结
4d	沿胃网膜右动脉的第 2 支及远端分布的胃大弯右侧淋巴结
5	沿胃右动脉的第 1 支及近端分布的幽门上淋巴结
6	沿胃网膜右动脉的第 1 支及近端分布，下至胃网膜右静脉和胰十二指肠上前静脉汇合处的幽门下淋巴结
7	沿胃左动脉根部至升支起始处分布的淋巴结

续表

分组	定义
8a	沿肝总动脉前方和上方分布的淋巴结
8p	沿肝总动脉后方分布的淋巴结
9	腹腔干旁的淋巴结
10	脾门淋巴结,包括胰尾远端的脾动脉旁淋巴结,胃短动脉根部和胃网膜左动脉第 1 支近端的淋巴结
11p	近端脾动脉旁淋巴结,沿脾动脉起始处至胰尾的前 1/2 分布
11d	远端脾动脉旁淋巴结,沿脾动脉起始处至胰尾的后 1/2 分布
12a	沿左右肝管汇合处至胰腺上缘的下 1/2 范围的肝固有动脉分布的肝十二指肠韧带淋巴结
12b	沿左右肝管汇合处至胰腺上缘的下 1/2 范围的胆管分布的肝十二指肠韧带淋巴结
12p	沿左右肝管汇合处至胰腺上缘的下 1/2 范围的门静脉分布的肝十二指肠韧带淋巴结
13	十二指肠乳头上方的胰头后表面淋巴结
14v	沿肠系膜上静脉前方分布的淋巴结(左界为肠系膜上静脉左侧,右界为胃网膜右静脉和胰十二指肠上前静脉汇合处,上界为胰腺下缘,下界为结肠中静脉汇入处。
15	沿结肠中血管分布的淋巴结
16a1	膈肌主动脉裂孔的腹主动脉旁淋巴结
16a2	腹腔干起始端上缘至左肾静脉下缘的腹主动脉旁淋巴结
16b1	左肾静脉下缘至肠系膜下动脉起始端上缘的腹主动脉旁淋巴结
16b2	肠系膜下动脉起始端上缘至腹主动脉分叉的腹主动脉旁淋巴结
17	胰腺被膜下的胰头前表面淋巴结
18	胰体下缘淋巴结
19	主要沿膈下动脉分布的膈下淋巴结
20	膈食管裂孔内的食管旁淋巴结
110	下侧胸腔食管旁淋巴结
111	与食管分离的膈上淋巴结
112	与食管和食管裂孔分离的后纵隔淋巴结

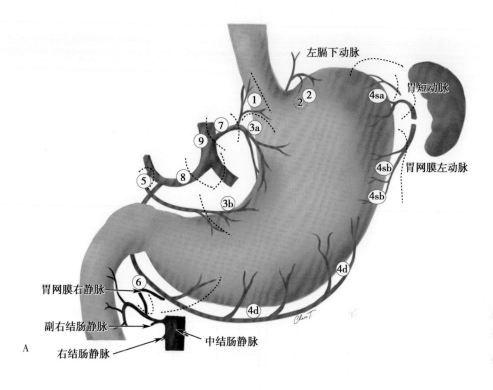

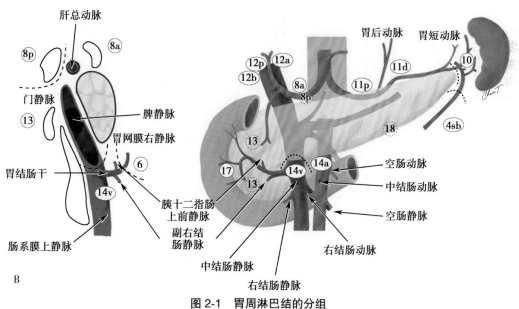

图 2-1 胃周淋巴结的分组
A. 胃周淋巴结分布;B. 胃周淋巴结和胰腺的关系

二、胃癌根治术淋巴结清扫范围的定义

根据胃切除的范围不同,淋巴结清扫范围的定义也不同(表 2-2)。

表 2-2　不同胃切除方式的淋巴结清扫范围

	D0	D1	D1+	D2
全胃切除(图 2-2)	<D1	1、2、3、4、5、6、7	D1+8a\9\11p+ (110)	D1+8a、9、11p、11d、12a +(19、20、110、111)
远端胃切除(图 2-3)	<D1	1、3、4sb、4d、5、6、7	D1+8a\9	D1+8a、9、11p、12a
近端胃切除(图 2-4)	<D1	1、2、3a、4sa、4sb、7	D1+8a\9\11p+ (110)	
幽门保留远端胃切除(图 2-5)	<D1	1、3、4sb、4d、6、7	D1+8a\9	

<D1 : 不满足 D1 要求的清扫;括号内为食管受累时的淋巴结清扫范围

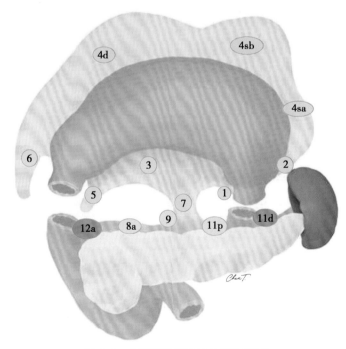

图 2-2　全胃切除的淋巴结清扫范围

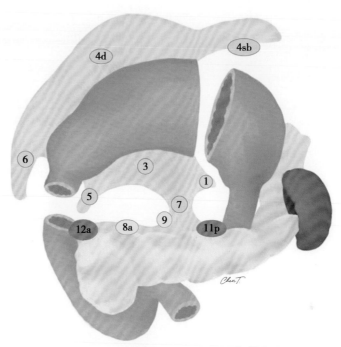

图 2-3 远端胃切除的淋巴结清扫范围

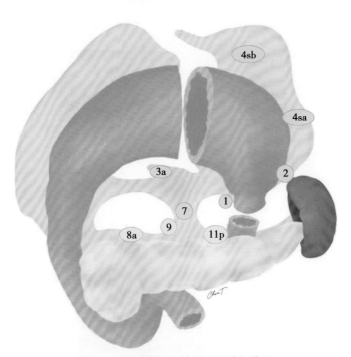

图 2-4 近端胃切除的淋巴结清扫范围

第 15 版日本《胃癌分类规约》将幽门下淋巴结（第 6 组）更详细地划分成 3 个亚组（图 2-6）：①胃网膜右静脉（RGeV）区，即 RGeV 与胰十二指肠上前静脉汇合部的淋巴结（第 6v 组）；②胃网膜右动脉

（RGeA）区，即 RGeA 根部和胃大弯第 1 支间的淋巴结（第 6a 组）；③幽门下动脉（IPA）区，即沿 IPA 的淋巴结（第 6i 组）。如果第 6i 组出现淋巴结转移，则需要清扫胰头和十二指肠后方淋巴结。

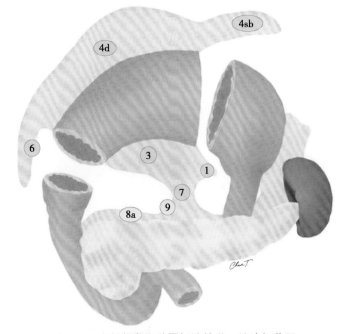

图 2-5　幽门保留远端胃切除的淋巴结清扫范围

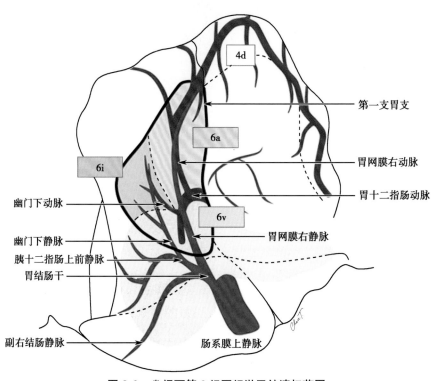

图 2-6　幽门下第 6 组亚组淋巴结清扫范围

▶ 三、胃癌根治术淋巴结清扫的适应证

淋巴结清扫的适应证根据肿瘤的临床分期来确定：

(1)D1 淋巴结清扫适用于超出内镜下黏膜切除术(EMR)/内镜下黏膜剥离术(ESD)适应证的 $cT_{1a}N_0$ 肿瘤，以及分化型且直径小于或等于 1.5cm 的 $cT_{1b}N_0$ 肿瘤。D1+ 淋巴结清扫适用于超出上述范畴的 cT_1N_0 肿瘤。

(2)D2 淋巴结清扫适用于潜在可治愈的 $T_{2\sim4}$ 的肿瘤以及 T_1N_+ 的肿瘤。累及胃上部大弯的进展期胃癌应考虑清扫第 10 组淋巴结。超出 D2 范围的淋巴结清扫(如包含第 13、14v、16 组的淋巴结清扫)被称为 D2+ 淋巴结清扫。虽侵犯十二指肠但具有潜在可治愈性的胃癌可考虑行 D2+13 组淋巴结清扫。在新版的《胃癌治疗指南》中第 14v 组已经不在 D2 淋巴结清扫的范围内，但 D2+14v 组淋巴结清扫对怀疑第 6 组淋巴结转移的患者可能有益。腹主动脉旁淋巴结转移但无其他不可切除因素的患者行第 16 组淋巴结清扫有助于达到 R0 切除，但预后较差，故可以考虑新辅助化疗后再行包括第 16 组在内的淋巴结清扫。

第三节　腹腔镜胃癌根治术的淋巴结清扫路径

笔者团队在手术程序的设计上遵循"以场景为主线""由近及远""层面优先"的原则，将常规腔镜胃癌根治术分为"胃网膜左血管、胃大弯区""胃短血管、贲门左区""幽门下区""幽门上区""胰腺上区""胃小弯区"6 大场景，淋巴结清扫路径则是以这些场景为主线逐一开展。以下将分别介绍全胃 D2 根治术、远端胃 D2 根治术、近端胃 D1 根治术及保留幽门远端胃癌切除四种术式的淋巴结清扫路径。

▶ 一、全胃切除的 D2 淋巴结清扫路径

1. 先从横结肠左侧份开始向左切开胃结肠韧带游离至结肠脾曲，显露胰尾，从胰尾下缘过渡到胰尾上缘至胃网膜左血管区，完成第 4sb 组淋巴结清扫，再向头侧游离至胃底及贲门左侧，完成胃短血管、贲门左区第 4sa、2 组淋巴结清扫（标本离体时还包括胃大弯区第 4d 组淋巴结）。

2. 向横结肠右侧份切开胃结肠韧带，分离胃系膜和横结肠系膜的融合间隙至十二指肠外侧，完成幽门下区第 6 组淋巴结清扫。在胰头十二指肠间沟由胰腺下缘过渡至胰腺上缘，离断十二指肠，清扫幽门上区第 5、12a* 组[1] 淋巴结。

3. 从胰腺"弓背"处最高点为切入点进入胰体上缘胰后间隙，清扫胰腺上区第 7、8a、9、11p、11d 组淋巴结。

4. 在右侧膈肌脚向头侧游离至贲门右，清扫胃小弯区的第 1、3 组淋巴结（图 2-7，视频 1、视频 2）。

视频 1
腔镜全胃切除的 D2 淋巴结清扫 OrVil 吻合
（主刀：余江）

视频 2
腔镜全胃切除的 D2 淋巴结清扫 Overlap 吻合
（主刀：胡彦锋）

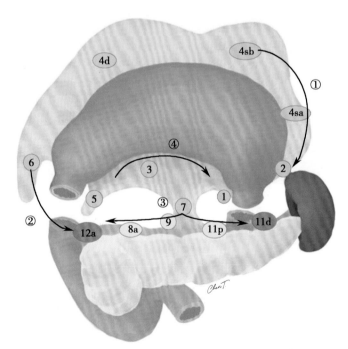

图 2-7　全胃切除的 D2 淋巴结清扫路径（①~④）

1　第 12a* 组：笔者团队在幽门上区清扫时先分离肝十二指肠韧带前叶，保留肝十二指肠韧带后叶。在完成胰腺上区淋巴结清扫后，利用肝十二指肠韧带后叶作为提拉点，继续脉络化肝固有动脉的左侧壁，完成第 12a 组淋巴结的清扫，具体请参考本书第三章。

▶ 二、远端胃切除的 D2 淋巴结清扫路径

1. 先从横结肠左侧份开始向左切开胃结肠韧带游离至结肠脾曲，显露胰尾，从胰尾下缘过渡到胰尾上缘至胃网膜左血管区，完成第 4sb 组淋巴结清扫，继续游离胃大弯完成胃大弯区第 4d 组淋巴结清扫。

2. 向横结肠右侧份切开胃结肠韧带，分离胃系膜和结肠系膜的融合间隙至十二指肠外侧，完成幽门下区第 6 组淋巴结清扫。在胰头十二指肠间沟由胰腺下缘过渡至胰腺上缘，离断十二指肠，清扫幽门上区第 5、12a* 组淋巴结。

3. 从胰腺"弓背"处最高点为切入点进入胰体上缘胰后间隙，清扫胰腺上区的第 7、8a、9、11p 组淋巴结。

4. 游离胃小弯，完成胃小弯区的第 1、3 组淋巴结清扫（图 2-8，视频 3、视频 4）。

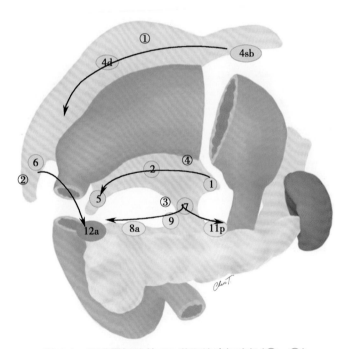

图 2-8　远端胃切除的 D2 淋巴结清扫路径（① ~ ④）

三、近端胃切除的 D1 淋巴结清扫路径

1. 先从横结肠左侧份、胃大弯侧血管弓外向左切开胃结肠韧带，向脾方向游离，显露胰尾，从胰尾下缘过渡到胰尾上缘至胃网膜左血管区，完成第 4sb 组淋巴结清扫，再向头侧游离至胃底及贲门左侧，完成胃短血管、贲门左区第 4sa、2 组淋巴结清扫。

2. 从胰腺"弓背"处最高点为切入点进入胰体上缘胰后间隙，清扫胰腺上区的第 7 组淋巴结（D1+:D1+8a\9\11p）。

3. 切开肝胃韧带，游离胃小弯左侧，完成第 1、3a 组淋巴结清扫（图 2-9）。

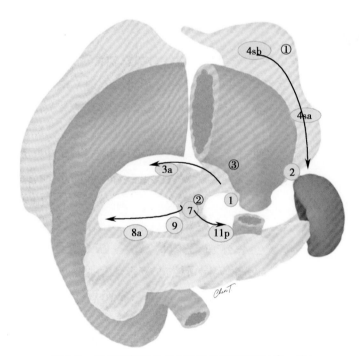

图 2-9　近端胃切除的 D1 淋巴结清扫路径（①～③）

四、保留幽门远端胃癌切除的淋巴结清扫路径

1. 先从横结肠左侧份、胃大弯侧血管弓外向左切开胃结肠韧带，向脾方向游离，显露胰尾，从胰尾下缘过渡到胰尾上缘至胃网膜左血管区，完成第 4sb 组淋巴结清扫，继续游离胃大弯完成胃大弯区第 4d 组淋巴结清扫。

2. 再向右切开胃结肠韧带,分离胃系膜和结肠系膜的融合间隙全十二指肠外侧,完成幽门下区第 6 组淋巴结清扫但保留胃网膜右血管第一分支。

3. 从胰腺"弓背"处最高点为切入点进入胰体上缘胰后间隙,清扫胰腺上区的第 7 组淋巴结(D1+:D1+ 8a\9)。

4. 游离胃小弯,完成胃小弯区的第 1、3 组淋巴结清扫(图 2-10)。

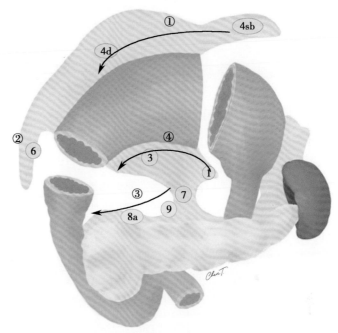

图 2-10　保留幽门远端胃切除的淋巴结清扫路径(①～④)

第四节　腹腔镜胃癌根治术消化道重建

自从 1994 年 Kitano 等首次报道腹腔镜辅助胃切除术以来,腹腔镜辅助胃切除手术迅速在世界各国蓬勃开展。发展至今,尽管腹腔镜辅助胃切除术的技术操作已逐渐成熟和规范,但小切口辅助腹腔镜手术的切口长度仍需 5~8cm,这在一定程度上削弱了腹镜的微创优势,而且消化道重建时视野受限,易导致副损伤的发生。因此,为了最大化地发挥腹腔镜微创效能,减小体表切口长度,优化消化道重建操作,胃肠外科专家逐渐在尝试和探索各种全腹腔镜胃切除吻合术式。腔镜下的淋巴结清扫视野更加开阔和清晰,目前已经是常规操作,而消化道重建与患者术后生活质量直接相关,操作难度较大,目前尚无操作规范和标准,是全腹腔镜胃癌根治术需要重点探讨和研究的部分。

一、全腹腔镜远端胃切除消化道重建

全腹腔镜远端胃切除是全腹腔镜胃切除最早进行尝试且目前技术最为成熟的术式,包括 Billroth Ⅰ式、Billroth Ⅱ式、Roux-en-Y 吻合。

(一) Billroth Ⅰ式吻合

Billroth Ⅰ式吻合优点是符合自然的生理特点,术后并发症较少,患者生活质量较高。全腔镜下 Billroth Ⅰ式吻合以 Kanaya 等 2002 年报道的 Delta 吻合(即三角吻合)应用较多。Delta 吻合是一种残胃和十二指肠残端后壁之间的功能性端端吻合,简单易行。但这种方式也存在一些缺点:①在吻合过程中需要扭转残胃和十二指肠残端,对残胃和十二指肠残端长度要求较高,不适用于肿瘤较大或位于幽门管的患者;② Delta 吻合后切缘重叠处会出现一个易缺血的区域,增加了吻合口漏的风险(图 2-11);③这种端对端的 V-shape 吻合,可能会引起消化道逆向蠕动,部分患者术后会出现胃排空延迟或胃潴留的现象;④在使用直线切割器关闭大弯侧的共同开口时因为张力或被切割器双臂所阻挡的原因,吻合的可靠性是不切确的,且这种外翻性的吻合缘和淋巴结清扫后被剥离被膜的胰腺表面接触时,即便是微小的胰瘘,其胰酶也会被激活,容易引起腹腔脓肿或吻合口漏等并发症。因此,后续不断有学者提出新的改良术式,如 2008 年 Traimura 等报道的"三角钉合技术"(triangulating stapling technique,TST)。相比 Delta 吻合,TST 吻合不需要扭转,吻合张力较小,但在吻合过程中残胃和十二指肠残端开口长时间敞开,容易引起腹腔感染,而且在使用直线闭合器吻合的过程需要使用很多缝合针去固定。2014 年 Omori 等也提出改进版的新型"三角吻合",优点在于在关闭共同开口时可以把十二指肠残端切缘完整切除,不会出现像 Delta 吻合那样的缺血区域,减少了吻合口漏的风险。另外,这种吻合不需要像 TST 吻合那样敞开残胃及十二指肠残端的开口,引起腹腔感染的概率较低,目前其临床疗效仍有待观察。后续 Jang 等提出 Delta 吻合新的改良术式(Overlap

法),将十二指肠残端顺时针旋转 90°,用直线切割闭合器将胃大弯和十二指肠前壁行侧侧吻合,最后通过手工缝合或用器械关闭共同开口(图 2-12)。该吻合方式和传统 Delta 吻合相比,需要游离的十二指肠残端更少,吻合张力分布更加均匀,更加安全可行,但仍需更多临床研究加以验证。

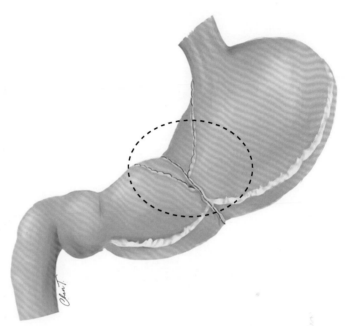

图 2-11　Delta 吻合易缺血的区域

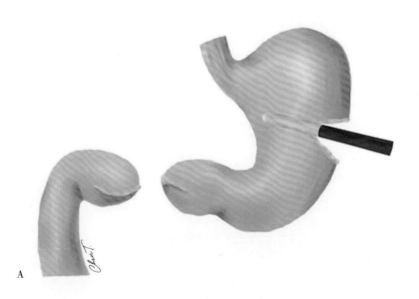

A

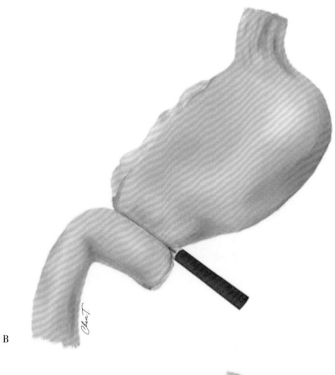

B

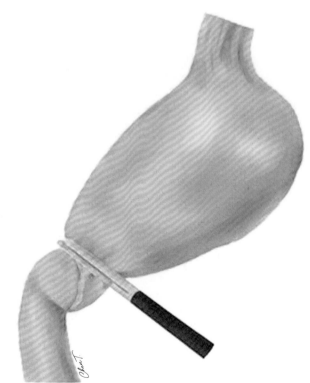

C

图 2-12　Delta 吻合新的改良术式（Overlap 法）

（二）Billroth Ⅱ式吻合

该吻合利用胃后壁或大弯侧与空肠行侧侧吻合,优点是吻合口张力较小,且不需要游离过多的十二指肠,容易关闭共同开口,也更方便观察和控制吻合线出血,同时对肿瘤的发生部位也无特定的要求。但该方法同时也存在明显缺点:①胆汁、胰液较易经胃空肠吻合口进入残胃,导致吻合口溃疡、反流性胃炎等情况的发生;②有学者提出当患者Treitz韧带位于脊柱右侧,提起空肠时可能使得输入袢空肠对应残胃大弯侧远端而输出袢空肠对应残胃近端,造成吻合口逆向蠕动而可能导致食物通过不畅甚至滞留综合征的发生。因此,有学者提出了一种改良Billroth Ⅱ式吻合,即Billroth Ⅱ式吻合联合Braun吻合。Braun吻合即通过输入、输出袢间的短路吻合,对胆汁、胰液和十二指肠液等消化液起到一定的分流作用,以期降低术后反流并发症的发生率。

（三）Roux-en-Y吻合

全腹腔镜Roux-en-Y吻合操作较为复杂,目前报道尚不多。2005年,Takaori等对该术式进行了报道。与Billroth Ⅰ相比,Roux-en-Y吻合能明显减少术后残胃炎和反流性食管炎的发生率。且该术式不受残胃大小的限制,适应证广。但在保持体质量及改善营养状态方面并不具备优势。另外,Roux-en-Y吻合虽然可以有效地减少胆汁反流的发生,但术后容易引起恶心、呕吐等Roux-en-Y滞留综合征(RSS)表现。在此基础上,Uyama等报道了非离断式Roux-en-Y吻合术(即uncut Roux-en-Y):在离断胃后,在Treitz韧带远端约10cm和65cm处各作一开口,并行Braun吻合,在该吻合口远端约3cm处用丝线或专用无刀闭合器闭合输入袢空肠。在此闭合处远端10cm行空肠与残胃大弯侧侧吻合。这种方式保护了空肠系膜血管,保证了吻合口空肠侧的血供,降低吻合口漏的发生率;其次,不需切断空肠,维持空肠肌神经的连续性,防止空肠壁上出现异位起搏点而导致肠管逆蠕动,从而减少排空延迟或滞留综合征的发生;再者,Braun吻合和输入袢空肠的阻断,降低了十二指肠残端的压力,降低发生残端漏的风险。但也有报道表明阻断的输入袢肠管存在再通的可能,需要进一步提高对阻断肠管的研究,降低再通率。

▶ 二、全腹腔镜近端胃切除消化道重建

全腹腔镜近端胃切除后消化道重建主要为食管残胃吻合和改良的抗反流术——双通道吻合、Double-flap吻合、Side-Overlap吻合。

(一) 食管残胃吻合

食管残胃吻合方式主要适用于距离贲门2cm以内的早期肿瘤,胃切除范围在1/3以下。该种吻合方式优点主要表现为:①操作简便,手术时间短,可行性强;②吻合口少,术后发生吻合口漏的风险较小;③符合消化道食物运输的生理特点。其不足之处在于术后反流性食管炎发生率较高,反酸、胃灼热等临床症状严重影响患者术后的生活质量,严重者甚至可能需要行二次手术。

(二) 双通道吻合

该术式在离断近端胃后,先行食管空肠Roux-en-Y吻合,然后将残胃的断端与食管空肠吻合口以远10~15cm的空肠行端侧吻合,再将该吻合口远侧约20cm处的空肠和输入袢空肠进行吻合(图2-13)。该术式使食物通过食管空肠吻合后,可分别从残胃及空肠两条通路进入远端空肠,避免了胃排空障碍,减轻了食物对胃窦的刺激,从而减少了胃酸的分泌,具有更明显的抗反流优势。同时,双通道的吻合方式也保留了十二指肠通道,对术后维生素的吸收具有重要意义。双通道吻合目前受到了越来越多的外科医生所推荐。但有学者表示经过术后的观察,大部分食物主要经空肠通道流入,"双通道"易变成"单通道",其疗效仍需进一步的临床研究去验证。

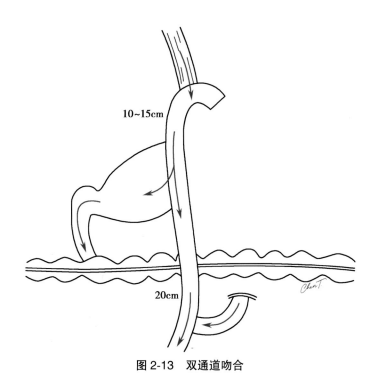

图 2-13　双通道吻合

(三) Double-flap 吻合

该术式也称 Kamikawa 吻合,在离断近端胃后,于切缘下方 3~4cm 切开残胃前壁的浆肌层,形成两个大小约 2.5cm × 3.5cm 的肌瓣,然后在此"窗口"的下缘切开黏膜层,将食管切缘与黏膜吻合,最后将两肌瓣覆盖在食管下段及吻合口上层(图 2-14)。此法增加了食管下端的压力,有利于减少反流性食管炎的发生。其缺点在于肌瓣的张力过大时,可能会导致吻合口狭窄或梗阻。

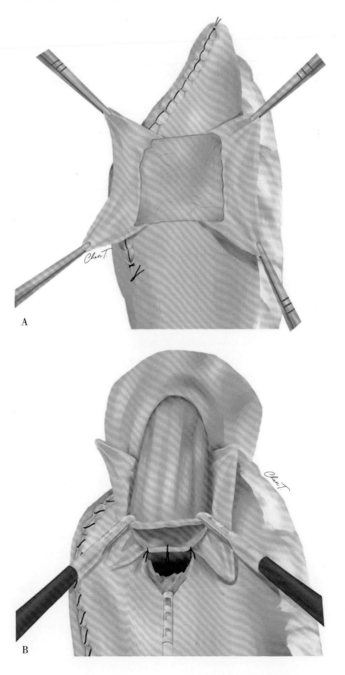

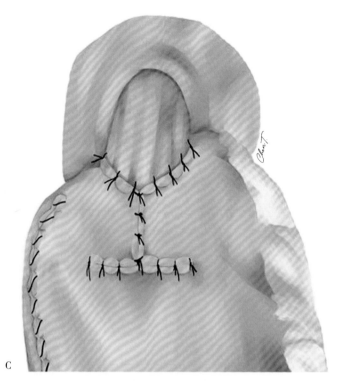

图 2-14 Double-flap 吻合

（四）Side-overlap 吻合

该术式将残胃固定在左、右膈肌角处,重建人工胃底,然后用直线切割闭合器行食管左侧壁和胃前壁侧侧吻合,在击发闭合器前逆时针旋转,使得食管背段呈活瓣形状覆盖于吻合口,当人工胃底压力增大时吻合口呈现闭合状态,从而起到抗反流作用(图 2-15)。

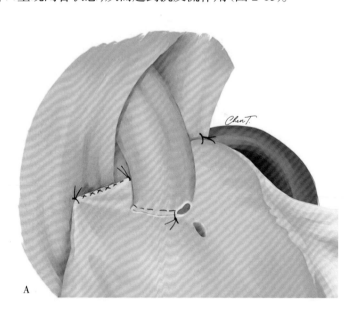

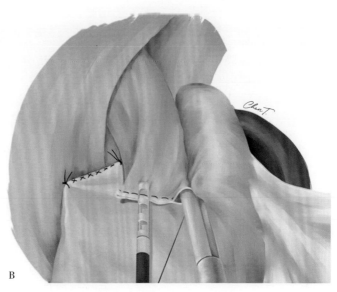

B

图 2-15　Side-overlap 吻合

三、全腹腔镜全胃切除消化道重建

　　腹腔镜全胃切除消化道重建方式多样,而 Roux-en-Y 吻合重建可靠,术后反流等并发症少,是目前全胃切除术后消化道重建的主要术式。临床上主要根据全胃切除后行 Roux-en-Y 食管空肠吻合术时应用吻合器械的不同,将其分为圆形吻合器吻合和直线切割闭合器吻合两大类。前者主要包括经口置入钉砧座装置(OrVil™)式吻合、反穿刺置入式吻合、腔镜荷包钳置入式吻合等;后者主要包括功能性端端吻合(function of end to end anastomosis,FETE)、π 形吻合、Overlap 吻合等。各种吻合方式均存在各自优势及局限性,尚无推荐标准方式。笔者所在团队的经验是,对于非高位肿瘤,以 Overlap 侧侧吻合术为代表的线性吻合技术可能更优;而对于高位肿瘤,OrVil™ 式为代表的圆形吻合在吻合平面高度上有优势,可在不适合线性吻合的高位肿瘤中尝试采用。

(一) 经口置入钉砧座装置(OrVil™)式吻合

　　先采用直线切割闭合器在预离断平面离断食管,再将润滑的 OrVil™ 导管经口置入食管。导管到达食管残端时,于腔镜下在食管残端开一小切口,经此小切口牵拉出导管,直至钉砧头中心杆完全显露预位,剪断固定线,完成钉砧头置入且固定。在气腹状态下完成食管空肠端侧吻合术(图 2-16)。OrVil™ 式颠覆性地解决了腔内重建时食管荷包缝合与钉砧座置入的困难,又避免了线性吻合时吻合平面不高的问题,当吻合平面较高时具有显著优势。但是,该方法经口置入,增加了腹腔感染的机会;且钉砧座经过气管分叉水平食管段时易引起食管黏膜损伤。

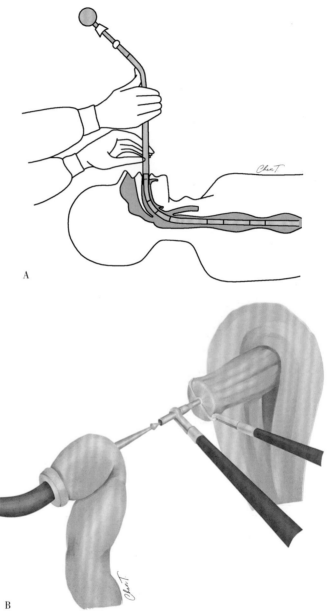

图 2-16　OrVil™ 式吻合

A. 经口置入钉砧座装置;B. 在腹腔内置入圆形吻合器完成吻合

(二) 反穿刺置入式吻合

充分游离食管腹段后,需先将尖端拴有丝线的钉砧座经腹壁小切口置入腹腔,在腔镜视野下于预离断平面纵行切开食管前壁,经此切口将钉砧座头端朝近心端方向自下而上完全送入食管下段内,提起丝线,采用腔内直线切割闭合器紧贴丝线横断食管。然后在腔镜视野下牵拉丝线,将钉砧座拖出,直至钉砧座杆全部显露。最后于腔镜下完成后续吻合器对接和食管空肠吻合(图2-17)。该方法钉砧座放置对食管损伤小、可使用常规器械,无需麻醉科医师配合放置抵钉座。该法还避免了经口置入导致的食管黏膜损伤及腹腔污染等问题。

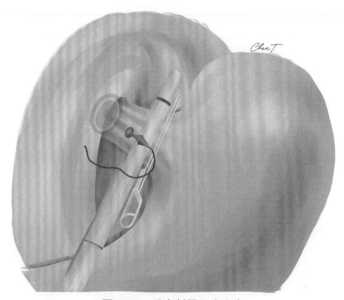

图 2-17　反穿刺置入式吻合

(三) 腔镜荷包钳置入式吻合

先经腹部正中辅助小切口置入腔镜荷包钳,其头部于食管预离断平面夹闭,由导针孔引入荷包线,离断食管,将钉砧座置入食管残端,在助手辅助夹持中心杆下,收紧并结扎荷包线以固定钉砧座(图2-18)。Ushi 等采用腔镜荷包钳 Endo-PSI(Ⅱ)模仿了传统开腹手术荷包缝合法,采用改进的荷包针和针槽设计,降低了穿针难度,减小荷包钳体积以适应腹腔镜下使用。

(四) 功能性端端吻合(FETE)

日本 Uyama 等于1999年率先利用腔镜直线切割闭合器完成全胃切除后的食管空肠侧侧吻合,这种解剖上的侧侧吻合也成为功能上的端端吻合。分别离断空肠和食管后,于两断端插入直线切割闭合器,完成食管空肠侧侧吻合术(图2-19)。吻合时空肠位于食管右侧,可采用直线切割闭合器关闭共同开口。该技术应用局限,对高位肿瘤患者吻合困难,吻合口张力较大,远端空肠存在拐角,吻合口相关并发症发生率可能增加。

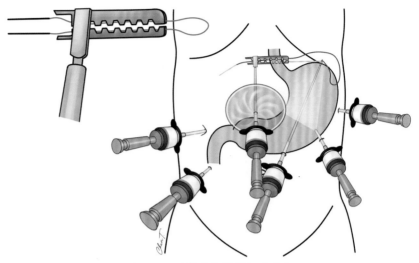

图 2-18 腔镜荷包钳置入式吻合

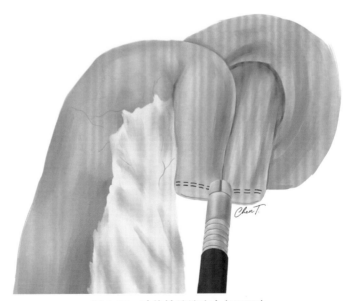

图 2-19 功能性端端吻合(FETE)

（五）π 形吻合

在 FETE 的应用基础上进行改进,在不切断食管的前提下,于食管的右侧壁开口,自空肠残端逆行置入直线切割闭合器,然后提至食管右侧,与食管行侧侧吻合,再用直线切割闭合器同时切断食管和空肠。因吻合后的吻合口形状似"π",称为 π 形吻合(图 2-20)。此方法简化了操作步骤,缩短了吻合时间,并能降低手术耗材和费用。同样,该技术对高位肿瘤患者应用局限。

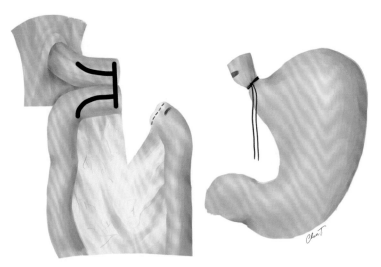

图 2-20　π 形吻合

(六) Overlap 吻合

为改善 FETE 吻合空肠张力的问题,Uyama 团队的 Inaba 对该吻合式进行了优化,将空肠断端朝向头侧,于空肠与食管重叠部分的食管断端下缘对应处空肠取一小切口,将食管与空肠重叠部分采用直线切割闭合器完成侧侧吻合术,最后于腔镜下手工缝合共同开口,称之为 Overlap 吻合,属于功能性的端侧吻合(图 2-21)。自 Inaba 于 2010 年首次报道以来,相关研究层出不穷。多数研究结果显示:Overlap 吻合术后吻合口相关并发症发生率较低,近期疗效满意。值得注意的是,Overlap 吻合亦需关闭食管和空肠共同开口。理论上,若操作不当易致吻合口狭窄,但目前鲜有术后吻合口狭窄的报道(Morimoto 等的研究有所报道,但发生率不高)。这提示该问题在临床上可被妥善处理。在术后早期的生活质量方面,国内学者研究结果显示:Overlap 吻合术后生活质量更高,尤其疼痛和吞咽困难症状较轻。

全腹腔镜下消化道重建能够在更短的切口下完成,具有更佳的重建术野,更小的创伤,尤其对于肥胖患者更具有优势。然而全腹腔镜下消化道重建目前尚未普遍推广,主要的原因是其对术者的技术要求高,此外术中如何做到肿瘤准确定位并确定切割线也是完全腹腔镜下重建需要面对的难题。另外,全腹腔镜下重建使用的吻合钉一般较体外重建多,费用较高。所以,对于哪种重建方式和途径,均不宜盲目追捧,应在不违背消化道重建原则的基础上根据术者的手术经验和患者的实际情况作出选择。尤其在缺乏高质量临床研究证据支持的情况下,我们更应该谨慎对待。因此,全腹腔镜吻合让患者的受益如何,以及技术的进一步改进,仍需要更多的临床研究加以探究和改善。

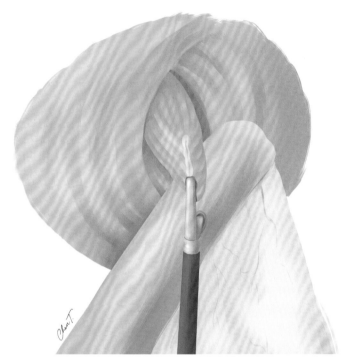

图 2-21 Overlap 吻合

参 考 文 献

［1］日本胃癌學會. 胃癌治療ガイドライン [M]. 5 版. 東京:金原出版株式会社,2018.

［2］日本胃癌學會. 胃癌取扱い規約 [M]. 15 版. 東京:金原出版株式会社,2017.

［3］KITANO S, ISO Y, MORIYAMA M, SUGIMACHI K, et al. Laparoscopy-assisted Billroth I gastrectomy [J]. Surgical laparoscopy & endoscopy, 1994, 4 (2): 146-148.

［4］KANAYA S, GOMI T, MOMOI H, et al. Delta-shaped anastomosis in totally laparoscopic Billroth I gastrectomy: new technique of intraabdominal gastroduoden-Nostomy [J]. J Am Coll Surg, 2002, 195 (2): 284-287.

［5］TANIMURA S, HIGASHINO M, FUKUNAGA Y, et al. Intracorporeal Billroth 1 reconstruction by triangulating stapling technique after laparoscopic distal gastrectomy for gastric cancer [J]. Surg Laparosc Endosc Percutan Tech, 2008, 18 (1): 54-58.

［6］OMORI T, MASUZAWA T, AKAMATSU H, et al. A simple and safe method for

Billroth I reconstruction in single-incision laparoscopic gastrectomy using a Novel intracorporeal triangular anastomotic technique [J]. Gastrointest Surg, 2014, 18 (3): 613-616.

[7] JANG C E, LEE S I. Modified intracorporeal gastroduodeNostomy in totally laparoscopic distal gastrectomy for gastric cancer: early experience [J]. Ann Surg Treat Res, 2015, 89 (6): 306-312.

[8] TAKAORI K, NOMURA E, MABUCHI H, et al. A secure technique of intracorporeal Roux-Y reconstruction after laparoscopic distal gastrectomy [J]. Am J Surg, 2005, 189 (2): 178-183.

[9] UYAMA I, SAKURAI Y, KOMORI Y, et al. Laparoscopy-assisted uncut Roux-en-Y operation after distal gastrectomy for gastric cancer [J]. Gastric cancer, 2005, 8 (4): 253-257.

[10] PIESSEN G, TRIBOULET J P, MARIETTE C. Reconstruction after gastrectomy: which technique is best ? [J]. J Visc Surg, 2010, 147 (5): e273-e283.

[11] ISHIGAMI S, NATSUGOE S, HOKITA S, et al. Postoperative long-term evaluation of interposition reconstruction compared with Roux-en-Y after total gastrectomy in gastric cancer: prospective randomized controlled trial [J]. Am J Surg, 2011, 202 (3): 247-253.

[12] ITO Y, YOSHIKAWA T, FUJIWARA M, et al. Quality of life and nutritional consequences after aboral pouch reconstruction following total gastrectomy for gastric cancer: randomized controlled trial CCG1101 [J]. Gastric Cancer, 2016, 19 (3): 977-985.

[13] USUI S, ITO K, HIRANUMA S, et al. Hand-assisted laparoscopic esophagojejunostomy using newly developed purse-string suture instrument "Endo-PSI" [J]. Surg Laparosc Endosc Percutan Tech, 2007, 17 (2): 107-110.

[14] UYAMA I, SUGIOKA A, FUJITA J, et al. Laparoscopic total gastrectomy with distal pancreatosplenectomy and D2 lymphadenectomy for advanced gastric cancer [J]. Gastric Cancer, 1999, 2 (4): 230-234.

[15] INABA K, SATOH S, ISHIDA Y, et al. Overlap method: Novel intracorporeal esophagojejunostomy after laparoscopic total gastrectomy [J]. J Am Coll Surg, 2010, 211 (6): e25-e29.

[16] MORIMOTO M, KITAGAMI H, HAYAKAWA T, et al. The overlap method is a safe and feasible for esophagojejunostomy after laparoscopic-assisted total gastrectomy [J]. World J Surg Oncol, 2014, 12: 392.

[17] HUANG Z N, HUANG C M, ZHENG C H, et al. Digestive tract reconstruction using isoperistaltic jejunum-later-cut overlap method after totally laparoscopic total gastrectomy for gastric cancer: Short-term outcomes and impact on quality of life [J]. World J Gastroenterol, 2017, 23 (39): 7129-7138.

03

腹腔镜下不同场景的淋
巴结清扫的解剖技巧

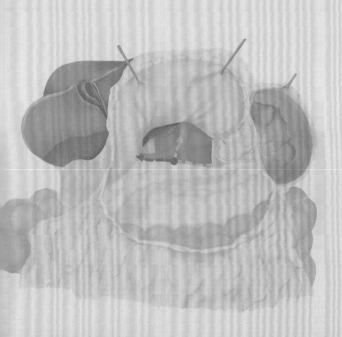

第一节　胃网膜左血管、胃大弯区淋巴结清扫的解剖技巧（第 4sb、4d 组）

一、胃网膜左血管、胃大弯区的重要解剖

（一）胃结肠韧带

为胃背侧系膜前层的衍生物，作为大网膜前两层的上部，连接在胃大弯与横结肠结肠带之间，内含胃网膜血管弓和淋巴结。

（二）胃脾韧带

亦为胃背侧系膜前层的衍生物，连接在胃体大弯上部和脾门之间，上接膈胃韧带，下续大网膜暨胃结肠韧带，构成网膜囊左侧壁的一部分，内含胃短血管、脾上下极血管和部分第 10 组淋巴结。

（三）胃网膜左血管

【解剖走行】

胃网膜左动脉作为胃脾韧带与胃结肠韧带的分界，起始恒定，起于脾下叶动脉或脾动脉主干末端，多数于胰尾左上后方发出，经胃脾韧带下部进入胃结肠韧带（大网膜前两层腹膜之间），沿胃大弯右行，终支与胃网膜右动脉吻合，形成胃大弯侧血管弓。少数情况下胃网膜左动脉和脾动脉的下极支形成共干，淋巴结清扫如时在主干分支的根部结扎，脾下极的一部分可能会出现梗死，但一般不会引起严重并发症。胃网膜左静脉与动脉伴行，汇入脾静脉或其分支。

【外科平面】

胰尾上缘的胰后间隙。

【定位方法】

于脾下极前方从胰尾下缘过渡至胰尾上缘，进入胰后间隙，找到胰尾上缘胰后间隙内走行的脾血管末端，向远心端可追踪胃网膜左血管根部（图 3-1）。

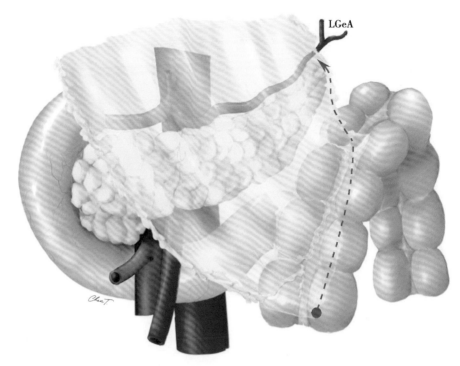

图 3-1　胃网膜左动脉的定位标志（虚线为主刀游离的层面）
LGeA. 胃网膜左动脉

二、胃网膜左血管、胃大弯区淋巴结清扫的解剖技巧

（一）沿胃结肠韧带在结肠带的附着打开胃结肠韧带至结肠脾曲（切除线）

【手术步骤】

1. 患者采用平卧"大"字位，以患者为参照，本书将所有提拉受力方向统一定义为腹侧、背侧、头侧、尾侧、左侧、右侧 6 个方向（图 3-2）。

2. 探查腹腔，悬吊肝，调整患者为头高足低并右倾体位。

3. 将大网膜翻向患者头侧，助手双手持钳，左手在前右手在后，将胃结肠韧带垂直展平张紧，主刀左手持肠钳抓住左侧横结肠，与助手形成"三角牵拉"（图 3-3），右手持超声刀沿横结肠上缘由近及远切断胃结肠韧带，进入网膜囊，并向结肠脾曲方向游离。

4. 助手左手将肠钳前后两叶分别伸进胃结肠韧带前后方，并将胃结肠韧带垂直提起，右手抓钳伸入网膜囊把胃后壁挡开以显露网膜囊及胰尾。

5. 主刀左手肠钳往尾侧和背侧牵拉结肠与助手形成对牵，使得胃

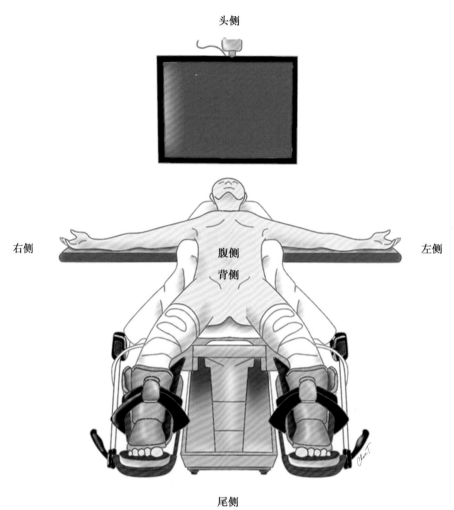

图 3-2　体位和受力方向的定义

结肠韧带展平张紧,右手超声刀紧贴横结肠上缘向结肠脾曲继续游离胃结肠韧带,直到胃结肠韧带和胃脾韧带交界处的胰尾下缘。在横结肠左侧份,网膜囊后壁与横结肠系膜融合致密,完整剥离网膜囊时需进入两者间隙,然而日本 JCOG-1001 研究结果未能确切显示完整网膜囊剥离的临床肿瘤学优势,因此我们仅需从网膜囊后壁上方进入网膜囊(图 3-4)。

【主刀的技术要点】

1. 正确剪开附着在横结肠上缘的胃结肠韧带进入网膜囊,尽量靠横结肠左侧份以避开横结肠右侧与胃窦后壁的附着。

2. 进入网膜囊后,主刀应以胃结肠韧带及结肠带为指引,沿着横结肠上缘向脾曲游离,更容易找到胃结肠韧带和胃脾韧带交界处。

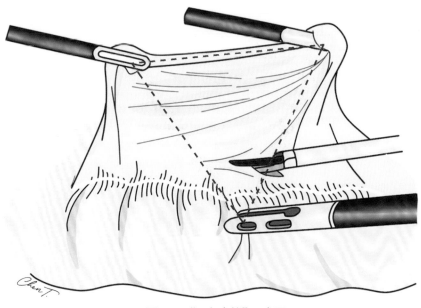

图 3-3　"三角牵拉"示意图

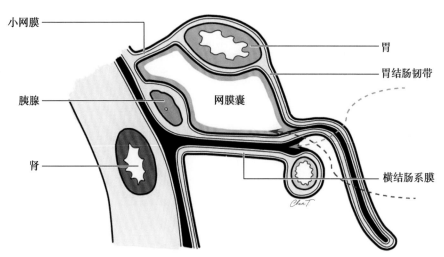

图 3-4　网膜囊矢状面解剖

红色箭头为进入网膜囊的入口；蓝色箭头为完整剥离网膜囊的入口

3. 当牵拉合适，网膜组织张紧时，在无血管区可使用超声刀的"切"字技巧，沿胃结肠韧带在结肠带的膜性附着处，激发工作刀头的背部来"切割"组织，可以得到事半功倍的效果。

4. 操作中若误伤结肠壁，应当立即给予修补。

【助手的技术要点】

1. 在主刀游离胃结肠韧带时，双手应持钳和主刀左手在横结肠的提拉点形成"三角牵拉"，将胃结肠韧带垂直展平张紧，避免损伤肠管。

2. 助手双手的提拉点在距横结肠 3cm 左右处较容易维持张力。

3. 助手双手的提拉点应交替传递,并不停将胃结肠韧带送至超声刀"嘴中",提高效率。

4. 助手根据主刀超声刀的前进方向调整胃结肠韧带位置,使切开线沿着超声刀行进的方向,以便超声刀更高效地进行游离。

(二)根部结扎胃网膜左血管并清扫第 4sb 组淋巴结(结扎点)

【手术步骤】

1. 助手左手持肠钳将胃脾韧带向患者腹侧牵拉以使胃网膜左血管蒂垂直张紧,右手持抓钳将胃上部后壁向患者右侧和腹侧牵拉,充分显露好胃网膜左血管蒂的两侧。

2. 主刀左手肠钳将结肠脾曲向背侧和尾侧牵拉,使得胃脾韧带和胃结肠韧带形成对抗牵引,在两者交界处显露胰尾,右手超声刀从胰尾下缘向胰尾上缘游离,在胰尾上缘打开胰腺被膜进入胰后间隙,追踪胃网膜左动脉在脾动脉发出的起始部,分离胃网膜左血管周围的脂肪淋巴组织,裸化胃网膜左血管后,在其根部上血管夹结扎并用超声刀于其远心端离断。

【主刀的技术要点】

1. 沿着胰尾下缘至胰尾上缘过渡进入胰尾上缘的胰后间隙,更容易找到脾血管发出的胃网膜左动脉根部(图 3-5)。

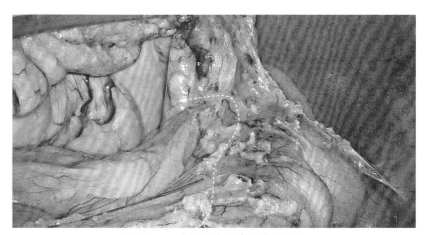

图 3-5　从胰尾下缘过渡至胰尾上缘

2. 脾下极动脉与胃网膜左动脉共干或由其发出时,应在脾下极动脉发出点上方离断胃网膜左动脉,避免因脾下极动脉被结扎导致的脾下极缺血,如图 3-6 所示,虚线箭头为正确的结扎水平。

3. 有时在脾与大网膜间存在条索状网膜束带,Millikan 等学者称之为"罪恶韧带"（criminal fold），是造成术中脾损伤的主要原因，在处理胃网膜左血管或胃短血管前需将该束带离断。"罪恶韧带"常见于脾下极，但也可能出现在脾中、和上极（图3-7）。

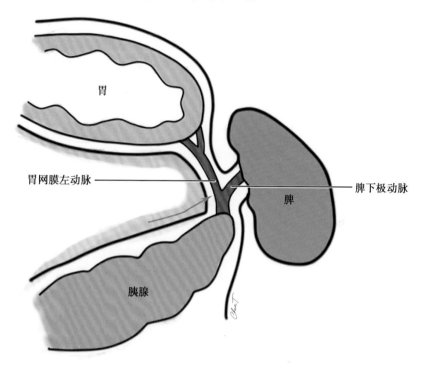

图 3-6　脾下极动脉发出点上方离断胃网膜左动脉

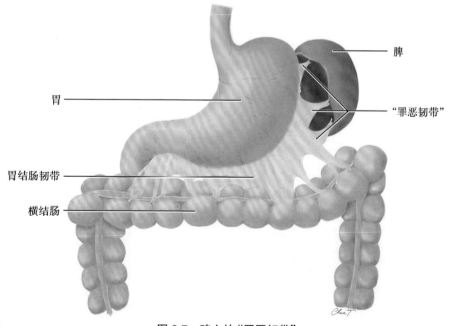

图 3-7　脾上的"罪恶韧带"

【助手的技术要点】

1. 协助主刀对抗展开胃脾韧带与胃结肠韧带交界处,左手肠钳垂直张紧胃网膜左血管蒂,右手拨开胃底后壁以充分显露出胰尾和脾下极。

2. 将胃脾韧带展平,显露胃网膜左动静脉至胃大弯的第 1 胃支。

(三)游离胃大弯,清扫第 4d 组淋巴结

【手术步骤】

1. 助手双手持钳,左手在前右手在后,在距离胃大弯 2~3cm 处将胃网膜垂直展平张紧,并向患者腹侧和头侧牵拉。

2. 主刀左手将胃后壁向患者背侧和尾侧牵拉,形成"三角牵拉",右手使用超声刀沿胃大弯在无血管区域先后打开胃网膜的前后两叶。

3. 胃网膜穿透后,助手左手持肠钳前后两叶含住胃网膜,垂直向腹侧提起,右手抓钳合拢,在后方把网膜挡住。

4. 主刀继续由近及远离断胃网膜血管弓。

【主刀的技术要点】

1. 主刀在离断胃网膜血管弓分支前,可分层剪开胃网膜,充分显露血管,可使用超声刀对其末端进行"双重凝固",然后再在其近心端切断血管。处理过程中注意工作刀头朝外,以免损伤胃壁。

2. 遇到管径较粗的网膜弓分支时建议使用血管夹,避免术后出现迟发性出血。

【助手的技术要点】

1. 助手务必左手在前右手在后,将胃网膜展平张紧,提拉点位置距胃大弯 3cm 左右,两手距离 4~5cm 为宜。

2. 在超声刀前进的同时,助手双手可对胃网膜进行交替"传递",不间断地将网膜"喂到"超声刀的"嘴中"。

(四)清扫步骤简要小结

垂直张紧胃结肠韧带,在横结肠左侧份以胃结肠韧带在结肠带的附着处为切开线一直游离至结肠脾曲,将大网膜和结肠分开,进入网膜囊。在胃结肠韧带和胃脾韧带两者交界处显露胰尾和脾下极,在胰前间隙的层面从胰尾下缘一直游离至胰尾上缘,在胰尾上缘进入胰后间隙,追踪胃网膜左动脉在脾动脉发出的起始部,分离胃网膜左血管周围的脂肪淋巴组织,在其根部结扎胃网膜左动静脉,清扫第 4sb 组淋巴结,并游离至胃底大弯。保留胃短血管,在距离胃大弯 2~3cm 处将胃网膜展平,由近侧到远侧紧贴胃壁离断胃网膜血管弓到胃壁的分支,直到胃体预切除线,清扫第 4d 组淋巴结(图 3-8,视频 5)。

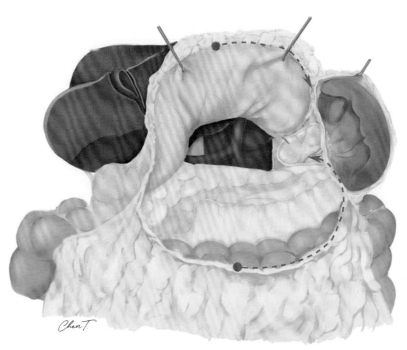

图 3-8　胃网膜左血管、胃大弯区淋巴结清扫路径

蓝色虚线为手术入路方向

▶ 三、胃网膜左血管、胃大弯区淋巴结清扫的质量控制

(一) 第 4sb 组淋巴结清扫的质量控制

胃网膜左血管的结扎点需在胰尾上缘自脾血管发出胃网膜左血管的根部(图 3-9、图 3-10)。若脾下极动脉胃网膜左动脉共干,则在清扫完根部淋巴结后,在脾下极动脉和胃网膜左第 1 胃支分叉处之间离断血管,避免损伤脾和结肠脾曲(图 3-6)。

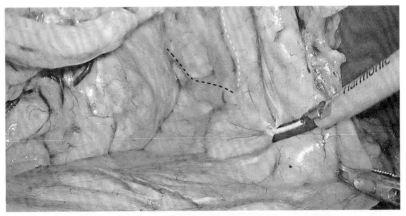

图 3-9　第 4sb 组淋巴结清扫的质量控制:断血管前

白色虚线示胃网膜左动静脉至胃大弯第 1 胃支;黑色虚线示第 1 支胃短动脉

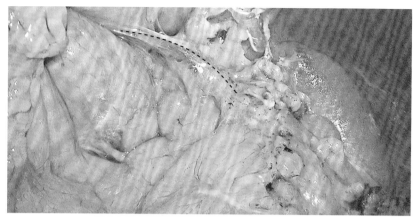

图 3-10　第 4sb 组淋巴结清扫的质量控制：断血管后
黑色虚线示第 1 支胃短动脉

（二）第 4d 组淋巴结清扫的质量控制

沿胃大弯由近及远、紧贴胃壁离断胃网膜血管弓到胃壁的分支，直到预切除线，胃大弯需完全裸化。

第二节　胃短血管、贲门左区淋巴结清扫的解剖技巧（第 4sa、2 组）

一、胃短血管、贲门左区的重要解剖

（一）胃短血管

展平胃脾韧带时可充分显露。多数胃短动脉由脾叶动脉发出并向胃底和胃体上部大弯侧分布，偶有发自胃网膜左动脉。胃短静脉和胃短动脉伴行。

（二）胃膈韧带

胃背侧系膜前层的衍生物，上接食管膈韧带，下接胃脾韧带。左膈下动脉食管贲门支、胃后动脉可通过胃膈韧带进入到胃底贲门部。

（三）左膈下动脉

约 53% 的左膈下动脉发自腹腔干，约 44% 发自腹主动脉，约 3% 发自胃左动脉，有少数发自肾动脉、副肾动脉等。左膈下动脉沿左侧膈

肌脚上行至食管裂孔左侧缘时发出食管贲门支(胃上动脉)。

▶ 二、胃短血管、贲门左区淋巴结清扫的解剖技巧

(一) 分离胃脾韧带,处理胃短血管清扫第4sa组淋巴结

【手术步骤】

1. 结扎和切断胃网膜左血管后,继续保持患者的头高足低并右倾体位,助手双手持钳抓住胃底大弯侧胃壁,将胃脾韧带展平并将其背面翻转至主刀的视野中,同时向患者右侧牵拉,充分显露走行在内的胃短血管。

2. 主刀左手可将胰尾向背侧和尾侧牵拉,和助手形成对抗牵引,右手在脾动脉发出的胃短血管根部结扎并切断血管。

3. 胃短血管根部可使用超声刀"双重凝固"闭合,管径较粗的血管需要上止血夹。

【主刀的技术要点】

左手抓钳向背侧和尾侧牵拉胰尾,充分显露胃脾韧带及胃短血管,处理胃短血管根部时注意避免损伤脾动脉发出的脾叶动脉及分支、脾实质。

【助手的技术要点】

1. 充分展平胃脾韧带,显露出胃短血管是关键(图3-11)。

2. 左手抓住胃底后壁大弯侧,向头侧牵拉,右手抓住胃底后壁,向头侧、右侧牵拉,保持张力,力度适中,避免牵拉过度导致脾门血管撕裂出血。

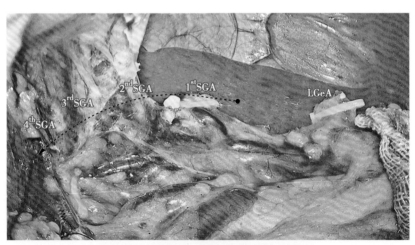

图3-11　通过展平胃脾韧带显露胃短血管

LGeA. 胃网膜左动脉;SGA. 胃短动脉

(二) 分离胃膈韧带、食管膈韧带,清扫第 2 组淋巴结

【手术步骤】

1. 完成第 4sa 组淋巴结清扫后,助手双手持钳继续向右侧和尾侧牵引胃底后壁,使得胃底后壁外翻,显露左侧膈肌脚,主刀持超声刀从脾上极开始沿膈肌向食管裂孔方向分离胃膈韧带。

2. 游离至左侧膈肌脚时,主刀持超声刀应紧贴左侧膈肌脚往头侧游离,在食管贲门支根部离断血管,清除周围脂肪淋巴组织。

3. 将胃复位,助手左手持肠钳拨肝,右手持抓钳将食管贲门部向左侧、尾侧牵拉,显露食管裂孔,超声刀继续完成食管膈韧带分离和食管的裸化。

【主刀的技术要点】

1. 左膈下动脉发自于腹腔动脉时,走行位置相对浅表,分离胃膈韧带时注意避免损伤血管。

2. 游离食管时,切断迷走神经前后干,可提高食管腹段的游离度,减少食管残胃或食管空肠吻合的张力(图 3-12)。

3. 游离至食管裂孔处时应靠近食管侧操作以免损伤纵隔胸膜。

4. 裸化食管过程中,超声刀注意工作刀头朝外以免误伤食管壁。

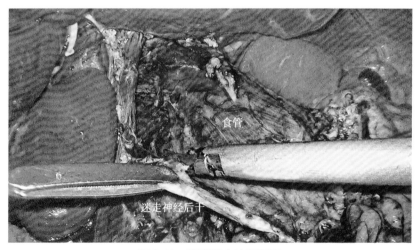

图 3-12　离断迷走神经后干

【助手的技术要点】

1. 分离至左侧膈肌脚时,助手将胃底贲门部后壁向右侧和尾侧牵拉,充分显露左侧膈肌脚和左膈下动脉发出的食管贲门支。

2. 裸化食管腹段时助手需牵拉胃底以使食管拉直并保持一定的张力。

3. 手术开始时先对肝进行悬吊能获得更充分的显露效果。

(三) 清扫步骤简要小结

视频 6
胃短血管、贲
门左区淋巴结
清扫

将胃脾韧带展平并将其背面翻转至主刀的视野中,充分显露走行在内的胃短血管,在脾动脉发出的胃短动脉根部结扎并切断血管,清扫第 4sa 组淋巴结。将胃底后壁外翻,显露左侧膈肌脚,从脾上极开始沿膈肌向食管裂孔方向分离胃膈韧带;游离至左侧膈肌脚时,应紧贴左侧膈肌脚向头侧游离,在食管贲门支根部离断血管,清扫第 2 组淋巴结;将胃复位,显露食管裂孔,继续完成食管膈韧带分离和食管的裸化(视频 6)。

三、胃短血管、贲门左区淋巴结清扫的质量控制

(一) 第 4sa 组淋巴结清扫的质量控制

在脾动脉发出胃短动脉处离断血管。

(二) 第 2 组淋巴结清扫的质量控制

1. 应沿胃裸区及左侧膈肌脚游离、裸化贲门左侧壁,在左膈下动脉的食管贲门支发出处离断血管。

2. 注意保留左肾上腺动脉。

第三节　幽门下区淋巴结清扫的解剖技巧
(第 6、14 组)

一、幽门下区的重要解剖

(一) 横结肠系膜与胃系膜之间的融合间隙

横结肠系膜表面腹膜和胃背侧系膜表面腹膜融合、粘连形成的潜在间隙,是进入幽门下区淋巴结清扫的外科平面(图 3-13)。进入该间隙的突破口是网膜囊的右界,即横结肠系膜在胃窦后壁的附着处。

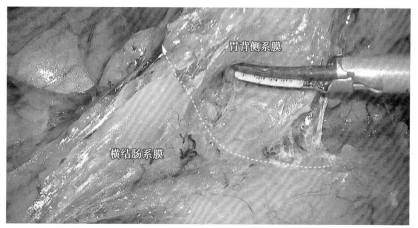

图 3-13 胃背侧系膜和横结肠系膜表面融合间隙

(二)胃网膜右静脉

【解剖走行】

打开横结肠系膜与胃系膜之间的融合间隙后,在幽门下方的网膜内可见胃网膜右血管经过形成的略微隆起。胃网膜右静脉收集幽门下静脉、胰十二指肠上前静脉(ASPDV)、上右结肠静脉等属支,循胰头表面下行,多数情况下胃网膜右静脉与上右结肠静脉在胰颈下缘汇合形成共同静脉干,即胃结肠干(Henle 干),一起汇入肠系膜上静脉。该汇入形式存在 6 种变异(详细参见第一章第四节)。ASPDV 是第 6 组淋巴结清扫的下界。上右结肠静脉在扩展横结肠系膜与胃系膜之间的融合间隙时是一个重要的标志,特别是两者间隙不明显时,上右结肠静脉可作为鉴别横结肠系膜的标志;同时在 ASPDV 不明显时,上右结肠静脉汇入水平的远心端可以作为胃网膜右静脉的结扎点。

【外科平面】

横结肠系膜与胃系膜之间的融合间隙。

【定位方法】

在结肠系膜和胃系膜之间的融合间隙游离结肠肝曲,使之与胰头和十二指肠球降部表面分开,显露胰头及十二指肠球降部,垂直张紧胃及胃系膜后,在胰颈下缘可比较容易确认"匍匐"在胰头表面的胃网膜右静脉及上右结肠静脉与其共同汇成的胃结肠干即 Henle 干(图 3-14)。胃网膜右静脉也可以直接汇入肠系膜上静脉,可先沿着中结肠静脉追踪到胰颈下方的肠系膜上静脉,再由肠系膜上静脉向头侧追踪到胃网膜右静脉。该处有多种静脉汇流类型,分离时注意认真辨别,准确定位,避免静脉损伤。

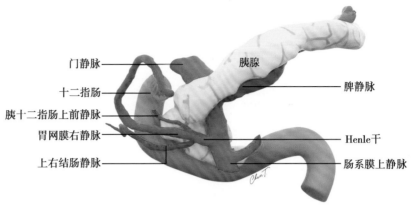

图 3-14 Henle 干的三维重建图

(三)肠系膜上静脉

【解剖走行】

起自右髂窝,一般沿肠系膜上动脉的右侧上升,依次经过右输尿管、下腔静脉、十二指肠水平段、在胰颈下缘进入胰腺后方,经胰腺钩突的前方,最终于胰颈后方与脾静脉汇合成门静脉。其左侧属支为 3~7 支小肠静脉。右侧属支有回结肠静脉、上右或右结肠静脉、中结肠静脉和胃网膜右静脉。

【外科平面】

胰颈下缘的胰后间隙。

【定位方法】

把横结肠系膜与胃系膜两者间隙充分分离和展开时,先可在横结肠系膜前叶内辨识到位置较恒定的中结肠静脉,由中结肠静脉追溯至胰颈下缘,即可找到肠系膜上静脉。

(四)胃网膜右动脉

【解剖走行】

起始恒定,主要发自于胃十二指肠动脉,偶见起自肠系膜上动脉,在胰腺前方行走于胰头与胰颈分界的间沟中。

【外科平面】

胰头前下部的胰前间隙。

【定位方法】

将胃后壁及胃窦向头侧和腹侧牵拉后,胃网膜右动脉位于其同名静脉的左后方。此外,解剖十二指肠第一段与胰头之间的间隙,可定位胃十二指肠动脉,再向其远心端可追踪到胃网膜右动脉。

（五）幽门下血管

【解剖走行】

幽门下动脉分布在幽门下方,对幽门窦和幽门括约肌供血;幽门下静脉和动脉伴行。通常来说,幽门下动脉分为三种类型:①远端型:源自胰十二指肠上动脉;②末端型:源自胃网膜右动脉;③近端型:源自胃十二指肠动脉。其中以近端型最为常见。在进行第6亚组淋巴结(第6i组)进行精细化的清扫时,辨别幽门下动脉的类型和走行尤为重要。

【定位标志】

幽门下动脉的上级血管。

二、幽门下区淋巴结清扫的解剖技巧

（一）向结肠肝曲方向游离大网膜和胃结肠韧带,分离横结肠系膜与胃系膜之间的融合间隙,显露胰头胰颈及十二指肠球降部

【手术步骤】

1. **断韧带** 患者处于头低足高并左倾体位,助手双手持钳将胃结肠韧带展平并向患者左前方和头侧牵拉,主刀持肠钳将横结肠右侧份往患者左侧及尾侧牵引,和助手形成"三角牵拉",右手持超声刀沿胃结肠韧带附着线向结肠肝曲方向游离胃结肠韧带直至将网膜和结肠完全分开。

2. **进层面** 将游离的网膜和胃结肠韧带置于肝胃之间,助手左手持钳夹持胃窦后壁,右手持钳提起网膜右血管蒂及胃系膜,将胃及其系膜向腹侧和左侧牵引。主刀左手将横结肠右半向尾侧和左侧牵拉,右手持超声刀延结肠系膜在胃窦后壁的附着处切开,小心分离并进入到胃系膜与横结肠系膜之间的融合间隙(图3-15),以该间隙为层面一直扩展到结肠肝曲,将肝曲与胰头及十二指肠分开,彻底显露胃网膜右血管蒂两侧的胰头前方和胰颈下缘。

【主刀的技术要点】

1. 切开线仍为胃结肠韧带在结肠的附着处直至结肠肝曲,超声刀的工作刀头应始终朝外以防损伤结肠。

2. 重要层面为结肠系膜和胃系膜之间的融合间隙,以网膜囊右界为突破口打开结肠系膜在胃窦后壁的附着处能较快地进入该间隙(图3-16),为很好的维持层面,主刀左手需和助手配合形成"三角牵拉",将结肠向左下方牵引使其始终保持张紧状态。

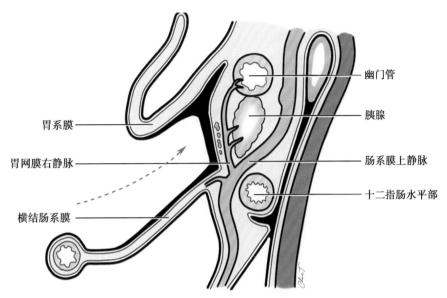

幽门管

胰腺

胃系膜

胃网膜右静脉

横结肠系膜

肠系膜上静脉

十二指肠水平部

图 3-15　横结肠系膜与胃系膜间融合间隙的分离
（虚线为间隙的切开线）

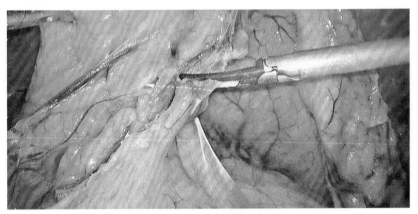

图 3-16　进入右侧横结肠系膜和胃系膜间隙突破口
白色虚线为突破口的切开线

3. **坚持层面优先原则**　在分离融合间隙的时候，即便看到了血管也不要急于处理，因为当层面未充分打开或助手过度牵拉胃系膜时，容易损伤到横结肠系膜内的血管。因此应该先将层面充分扩展后再处理血管，一方面可有效防止血管损伤，另一方面即使遇到出血的情况，在充分扩展和开阔的术野下也能从容应对。

4. **从已知层面过渡至未知层面**　有些体型偏瘦的患者融合间隙往往不明显，术者在分离过程中容易失去层面，这时不宜盲目深入，否则容易引起横结肠系结膜血管损伤。正确的做法是先回到已知层面，再逐渐过渡至未知层面。

5. 胰腺作为重要标志,在清除胰头前方的第6组淋巴结脂肪组织时,如遇到层面不清楚,特别是肥胖的患者,可重新定位到胰颈下缘,再循胰颈表面逐渐过渡至胰前或胰后间隙的层面(图3-17),在这些层面里就很容易找到胃网膜右血管(胰前间隙)和肠系膜上静脉(胰后间隙)了。主刀向肝曲分离胃系膜和横结肠系膜之间间隙时,比较容易显露十二指肠降部及其相接的胰头"裸区",可作为进一步扩展层面、清扫第6组淋巴结右侧界的标志(图3-18)。

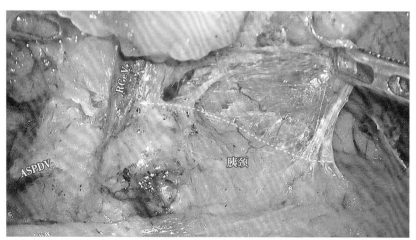

图 3-17　在胰颈表面过渡至正确的层面
白色虚线示胰颈上缘的切开线

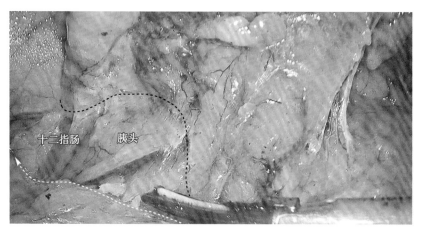

图 3-18　第6组淋巴结右侧界清扫的指引
黑色虚线示第6组淋巴结清扫右侧界;白色虚线示胃系膜和横结肠系膜间隙

6. **在分离融合间隙时运用超声刀"九字诀"的"拨"作钝性游离**　将超声刀头并拢,运用刀背的弧度与左手钳在融合间隙中,适当用力钝性分离(类似于蛙泳时上臂的划水动作),能帮助主刀高效地扩展和维持层面。有时会遇到融合间隙中有穿支血管,或两者间存在粘连时,不宜使用"拨"技巧,应用超声刀直接锐性分离。

7. 有血必止　在胰腺表面的胰前间隙是关键的操作层面,该层面一旦出血污染,就变得不易辨别,因此术者操作时应尽量避免出血,如果有胰腺表面小血管出血,建议可用单极电凝止血。

【助手的技术要点】

助手左手在前右手在后,张紧胃结肠韧带,和主刀抓持结肠的左手形成"三角牵拉",运用左右手交替传递的方法,始终保持胃结肠韧带及胃系膜的张力。

(二) 处理胃网膜右血管并清扫第 6 组淋巴结

【手术步骤】

1. 充分扩展胃系膜和横结肠系膜之间的融合间隙直至结肠肝曲及其系膜完全游离,胰头及十二指肠球降部充分显露。

2. 将胃系膜向患者腹侧提起,使得胃网膜右血管蒂处于垂直张紧状态,主刀左手持分离钳,沿胰前间隙将静脉与胰腺分离,裸化静脉根部,在胰十二指肠上前静脉与胃网膜右静脉汇合处的远心端上血管夹,离断血管。

3. 继续沿胰前间隙胰腺表面向头侧清除胰头前方的淋巴脂肪组织,直到胃网膜右动脉根部,在胃十二指肠动脉发出胃网膜右动脉处裸化胃网膜右动脉,在其根部上血管夹后给予离断。

4. 继续沿胰前间隙胰腺表面向十二指肠球部下壁进行游离,并裸化十二指肠下壁直到幽门部,整块清除幽门下淋巴脂肪组织,完成第 6 组淋巴结清扫。

【主刀的技术要点】

1. 分离胃网膜右动静脉时,注意避免过多的钝性分离,特别是存在进入胰腺实质的血管分支时,钝性分离易引起出血,可使用超声刀边分离边慢挡闭合。

2. 胃网膜右静脉的结扎点在胰十二指肠上前静脉(ASPDV)或上右结肠静脉汇入点的远心端,处理胃网膜右静脉时,要小心由胰腺实质汇入的小分支,因此在分离静脉后方时要看清并避开这些小分支,或在不影响淋巴结清扫的前提下,在胰腺下缘的前方结扎切断胃网膜右静脉。胃网膜右静脉汇入 Henle 干前,在胰腺表面爬行段不适合作为血管的结扎点,因为该段血管和胰腺之间有较多的属支,应在离开胰腺组织的血管段结扎。将胃网膜右静脉垂直提拉起来时,在血管爬行段到直立段之间作为结扎点不容易损伤属支血管(图 3-19)。

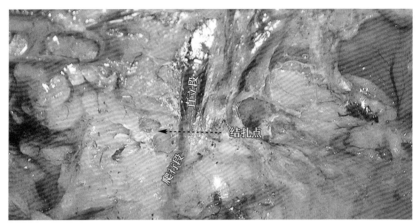

图 3-19　胃网膜右静脉最佳结扎点
黑色虚线示最佳结扎水平

3. 有时胃网膜右动脉根部位置较高或助手牵拉过度时,沿着胰腺表面往头侧追踪时可能会将胰十二指肠上前动脉误认作胃网膜右动脉加以结扎,因此我们需注意在胃十二指肠动脉(GDA)平面的上方处理胃网膜右动脉,最好是能看到 GDA 发出胃网膜右动脉的根部,以免误扎胰十二指肠上前动脉引起胰腺或十二指肠供血障碍。

4. GDA 是找寻胃网膜右动脉及其他动脉分支的重要标志,当胰头表面脂肪组织较厚,胃网膜右动脉根部不易辨识时,可先在十二指肠后壁和胰腺之间找到胃十二指肠动脉,再向远心端追溯到胃网膜右动脉(图 3-20)。

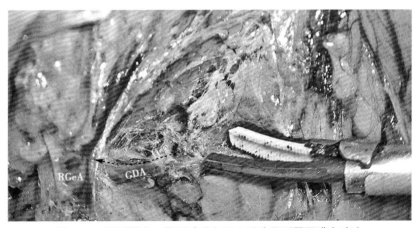

图 3-20　通过胃十二指肠动脉向远心端追溯到胃网膜右动脉
黑色虚线示 RGeA. 的追踪方向
RGeA. 胃网膜右动脉;GDA. 胃十二指肠动脉

5. "末端型"幽门下动脉发自胃网膜右动脉后方,如需行保留幽门手术,应从发出点水平上方离断胃网膜右动脉。

6. 该区域肿大淋巴结有时容易和胰腺实质混淆,特别是存在胰腺舌叶时,注意小心辨别,避免胰腺的损伤。

【助手的技术要点】

在处理胃网膜右血管时,要将大网膜置于左上腹肝胃之间以防止其影响术野,然后遵循"左手定乾坤、右手来微调"的原则,即将左手肠钳大口夹持胃窦大弯侧及胃网膜使整个胃网膜右血管蒂垂直张紧,右手抓钳将血管鞘外的脂肪淋巴组织轻轻提起和主刀左手钳之间形成对牵使得血管根部的走行看得更清楚。

(三)清扫第 14v 组淋巴结

【手术步骤】

1. D2 手术中第 14v 组淋巴结不做常规清扫,但当第 6 组淋巴结明显肿大或可疑转移时,建议对其进行清扫并记录为 D2+14v。

2. 助手提拉需分离的脂肪淋巴组织,主刀左手持肠钳将横结肠向尾侧牵引使得横结肠系膜展平,右手持超声刀沿着中结肠静脉表面向近心端分离,直到肠系膜上静脉表面。

3. 主刀沿肠系膜上静脉表面继续向上分离至胰颈下缘,进入胰后间隙,向右分离至 Henle 干左侧,完整分离肠系膜上静脉前方的淋巴脂肪组织,清扫第 14v 组淋巴结。

【主刀的技术要点】

1. 贴着肠系膜上静脉表面进行分离为正确的外科层面,特别是对肥胖患者其横结肠系膜表面脂肪结缔组织较厚时。

2. 肠系膜上静脉壁一般较薄,在其表面分离时动作应该足够轻柔,同时尽量减少钝性分离;操作过程中切记工作刀头朝外,以免误伤静脉壁。

3. 偶见右结肠动脉或变异的结肠动脉在肠系膜上静脉前方横跨,应该追踪其来源走行,避免盲目结扎导致结肠缺血。

4. 部分患者的淋巴脂肪组织和胰腺组织不易区分,应先回到已知的胰腺层面再"迂回"至目标层面,避免盲目深入损伤胰腺导致术后胰瘘的发生。

【助手的技术要点】

助手的主要任务是根据主刀超声刀前进方向,灵活调整抓钳,提拉欲分离的淋巴脂肪组织,协助主刀显露分离间隙,同时也需注意提拉淋巴组织时动作要轻柔,避免淋巴结出血影响术野。

(四)清扫步骤简要小结

张紧胃结肠韧带,以其在右侧横结肠结肠带的附着处为切开线一直游离至结肠肝曲,将大网膜与结肠分开,进而以横结肠系膜在胃窦后壁的附着处为切开线打开胃系膜与结肠系膜之间的融合间隙,扩展该间隙使得结肠肝曲从胰头及十二指肠降段前方游离开,显露胃网膜右血管的大致走行,最后以胰前间隙为层面将胃网膜右血管、双侧胰头前方的脂肪淋巴剔除,在胰十二指肠上前静脉(ASPDV)或上右结肠静脉汇入点上方结扎胃网膜右静脉,在胃十二指肠动脉(GDA)发出胃网膜右动脉的根部结扎该动脉,继续以胰前间隙为层面裸化十二指肠下壁,完成幽门下区的淋巴清扫(图 3-21)。用一句话总结为:"断韧带、进层面、扎血管、清淋巴"(视频 7)。

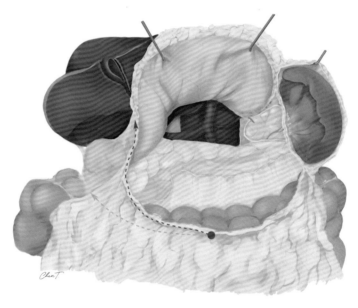

视频 7
幽门下区淋巴
结清扫

图 3-21　幽门下区域淋巴结清扫路径
浅蓝色虚线为"断韧带"入路方向;深蓝色虚线为"进层面"入路方向

三、幽门下区淋巴结清扫的质量控制

(一) 第 6 组淋巴结清扫的质量控制

1. 显露胰十二指肠上前静脉以及其和胃网膜右静脉的汇合部,自此将胰头表面的淋巴脂肪组织整块向上游离。

2. 于胃网膜右静脉和胰十二指肠上前静脉汇合部远心端夹闭、切断静脉(图 3-22)。

3. 在胃十二指肠动脉发出胰十二指肠上前动脉的上方离断胃网膜右动脉。

4. 避免胰腺实质的损伤。

5. 清扫的右侧界为十二指肠降段内侧,左侧界为肠系膜上静脉右侧,下界为胰十二指肠上前静脉或上右结肠静脉水平,上界为胃十二指肠球部及胃窦下壁(图 3-23)。

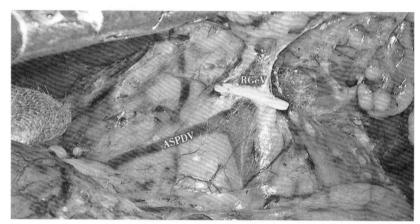

图 3-22　胃网膜右静脉和胰十二指肠上前静脉汇合部远心端的结扎点

RGeV. 胃网膜右静脉;ASPDV. 胰十二指肠上前静脉

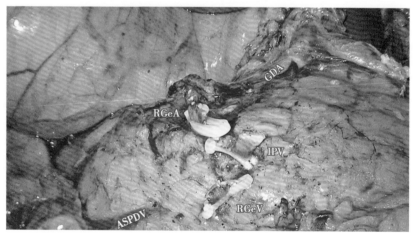

图 3-23　第 6 组淋巴结清扫的质量控制

RGeA. 胃网膜右动脉;RGeV. 胃网膜右静脉;ASPDV. 胰十二指肠上前静脉;
IPV. 幽门下静脉;GDA. 胃十二指肠动脉

(二)第 14v 组淋巴结清扫的质量控制

清扫范围为结肠中静脉右侧、Henle 干左侧以及胰腺下缘区域的淋巴结,显露肠系膜上静脉前壁。

第四节　幽门上区淋巴结清扫的解剖技巧 (第 5、12a 组)

一、幽门上区的重要解剖

(一)胃胰韧带

为胃窦后壁与胰腺之间的腹膜皱襞,游离幽门和十二指肠球部后壁时需要离断。循胰头右上缘和胃窦后壁之间的间隙切开胃胰韧带,能发现走行在内的胃十二指肠动脉。由于该关系恒定,胃胰韧带可作为胃十二指肠动脉的定位标志(图 3-24)。

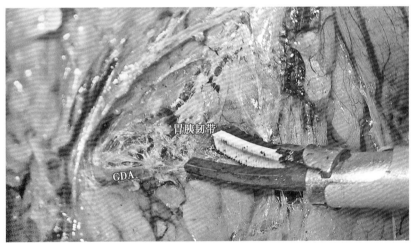

图 3-24　胃胰韧带和胃十二指肠动脉
GDA. 胃十二指肠动脉

(二)肝十二指肠韧带

由覆盖在肝门与胃小弯处胃前后壁两层被膜构成,连接肝门与十二指肠第一段,内含胆总管、肝固有动脉、门静脉以及第 12 组淋巴结。

(三)胃十二指肠动脉

【解剖走行】

由肝总动脉发出,走行在十二指肠后壁和胰腺之间。胃十二指肠动脉位置恒定,循其走行,总能追溯到胰腺上缘主要胃血管以及分支。少数情况下,肝总动脉缺如,胃十二指肠动脉可能直接发自腹腔干。胃十二指肠动脉是胃癌根治术中重要的解剖标志:是胰腺上缘主要胃血管的总"触发器",可定位肝总动脉及其分支,进而定位腹腔干及其分支。

【外科平面】

胰头前表面的胰前间隙。

【定位标志】

1. 胃胰韧带。

2. 胃网膜右动脉。定位胃网膜右动脉后,可向近心端追踪至胰头前表面下部的胃十二指肠动脉分叉部,进而向头侧追溯动脉主干。

(四）胃右动脉

【解剖走行】

起源极不恒定,多发自于肝固有动脉或肝总动脉,也可发自肝左动脉、胃十二指肠动脉、肝右动脉、十二指肠后动脉等(参见第二章)。

【定位方法】

定位肝固有动脉、胃十二指肠动脉、肝总动脉构成的血管分叉后,循肝固有动脉多能找到胃右动脉根部。对于肝左动脉发出的类型,注意要"顺藤摸瓜",弄清血管上下极关系,避免把肝左动脉当成胃右动脉在根部处理结扎。

(五）胃右静脉

【解剖走行】

多数和胃右动脉伴行,管径较细,一般有 2~3 支属支,其中一支在幽门前壁垂直走行,称为幽门前静脉,是手术中定位幽门的标志。

【定位标志】

胃右动脉。

(六）肝固有动脉

【解剖走行】

肝固有动脉走行相对恒定,一般发自肝总动脉,走行在肝十二指肠韧带内右前方。但根据 Adachi 统计,约 2.0% 的患者不存在正常的肝固有动脉走行,由胃左动脉发出的副肝左动脉和肠系膜上动脉发出的副肝右动脉替代。

【定位标志】

胰颈上缘的肝固有动脉、肝总动脉、胃十二指肠的血管三分叉。

二、幽门上区淋巴结清扫的解剖技巧

(一) 由胰腺下缘完成向胰腺上缘的过渡

完成了幽门下淋巴结清扫后,为幽门上区域和胰腺上区域的淋巴结清扫做准备,我们需要从胰腺下缘过渡至胰腺上缘。助手左手持肠钳,将两叶张开,胃窦后壁向腹侧挑起,右手持钳把十二指肠后壁向右侧拨开以使十二指肠后壁垂直张紧,充分显露胰颈上下缘。主刀左手持钳抓住胰腺前被膜或利用小纱布摩擦力将胰腺向患者左侧牵引,并适当用力向背侧压低胰腺,和助手形成对抗牵引,显露胃十二指肠动脉,右手使用超声刀沿着胃十二指肠动脉向近心端进行游离,注意小心处理自胃十二指肠动脉发出的幽门下动脉和2~3支十二指肠后动脉。

(二) 处理胃右动脉并清扫第 5、12a 组淋巴结

【手术步骤】

1. 追踪到胰腺上缘时,助手继续将胃后壁向腹侧和右侧牵引,主刀左手可持分离钳小心分离出"三分叉"血管的鞘外间隙,循肝固有动脉显露出胃右动脉,在其根部结扎并离断,清扫第 5 组淋巴结。以胃十二指肠动脉为指引沿十二指肠后壁向上壁游离,超声刀小心凝闭支配十二指肠上壁的幽门上血管分支,并在肝十二指肠韧带前叶的后方放置腔镜纱布作为后续操作的指引。

2. 术野从幽门后方转至幽门前方。助手左手持钳提起胃右血管蒂,右手用无损伤钳将胆囊颈挑起,两手将肝胃、十二指肠韧带向腹侧牵引并将其展平,同时显露幽门上方的胆总管。主刀左手持无损伤钳将幽门向尾侧和背侧牵拉,右手使用超声刀沿着幽门上缘打开肝十二指肠韧带,以上述纱布为指引,继续扩大开口并和后方相通。小心处理幽门上血管和十二指肠上血管,裸化幽门和十二指肠至预切线,使用直线切割闭合器切断闭合十二指肠第一段。将残胃置于腹腔左上方。

3. 助手两手将肝胃、十二指肠韧带展平张紧,主刀在肝十二指肠韧带右侧打开其前叶,沿着肝固有动脉血管鞘外间隙向肝门方向游离,分离肝十二指肠韧带前叶,脉络化肝固有动脉前壁,保留肝十二指肠韧带后叶,为完整清扫第 12a 组淋巴结做好准备(图 3-25)。

4. 完成胰腺上区淋巴结清扫后(本章第五节),继续沿肝总动脉后间隙向肝固有动脉的方向游离,以肝十二指肠韧带的后叶作为提拉点,继续脉络化肝固有动脉的左侧壁,完成第 12a 组淋巴结的清扫。

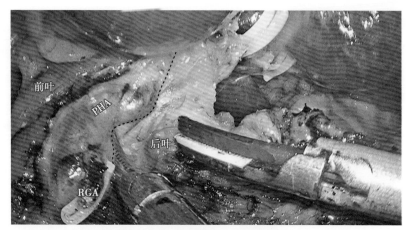

图 3-25　第 12a 组淋巴结清扫前的准备工作：保留肝十二指肠韧带后叶
黑色虚线示肝固有动脉和肝十二指肠韧带后叶分界线
RGA. 胃右动脉；PHA. 肝固有动脉

【主刀的技术要点】

1. 运用血管分叉作为定位标志，进行"顺藤摸瓜"——以血管为导向进行淋巴结清扫。

2. 在分离幽门上缘时，小心处理幽门上血管，尽可能顺着血管方向进行分离，因为一旦血管被损伤出血，该区域止血较为困难。

3. 使用纱布进行指引，帮助术者更安全、快速地贯通十二指肠及幽门的前后方。

4. 先离断十二指肠再清扫胰腺上区淋巴结，术野更加开阔，特别对于一些肿瘤比较大的患者。

5. 在游离胃右血管前，可沿肝固有动脉左侧鞘外间隙先在胃右血管的左侧游离出一"隧道"，作为后方的"引路"（图 3-26）。同时可循"三分叉"的肝总动脉向左侧稍做游离，打开部分肝胰襞，为胰腺上区清扫向肝总动脉右方"会师"时提供指引（详见本章第五节）。

6. 门静脉由于经常缩在肝固有动脉后方，为其左侧壁淋巴结清扫增加了难度，主刀可在后续的第 12a 组淋巴结清扫时，先保留胃左静脉（门静脉型或门脾角型），作为定位门静脉的线索，而且可作为门静脉的牵引以更好地显露门静脉。

7. 在游离肝总动脉、肝固有动脉和胃十二指肠动脉"三分叉"血管鞘外间隙时，主刀可使用分离钳沿血管走行插入比较薄而疏松的鞘外组织进行钝性分离。

8. 肝胃韧带内偶见变异的副胃左动脉或副肝左动脉；对于副胃左动脉，可在肝固有动脉发出的起始部给予结扎；存在副肝左动脉时，应在胃左动脉发出副肝左动脉后结扎胃左动脉，以免损伤副肝左动脉引

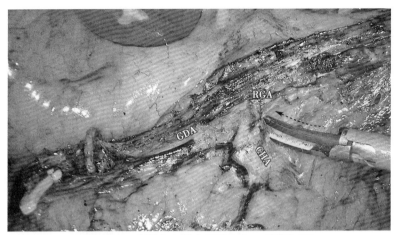

图 3-26 在胃右血管左侧游离出一"隧道口"

黑色虚线示"隧道"入口

RGA. 胃右动脉；CHA. 肝总动脉；GDA. 胃十二指肠动脉

起左肝组织缺血。

9. 肝固有动脉或肝左、右动脉较游离且管径较细时，容易误当作胃右动脉，需仔细辨别，理清血管的上下级关系，切勿盲目将其离断。

10. 一般情况下胃右动静脉可同时结扎，少数情况，胃右静脉和胃右动脉之间距离较远，应分别单独结扎；个别迷走神经肝支走行在胃右动脉前方，且较粗大，注意要和胃右动脉进行鉴别。

【助手的技术要点】

1. 游离肝固有动脉前壁时，助手左手将残胃的闭合端向腹侧和左侧牵引，和水平面形成 45° 的夹角，右手在肝固有动脉进入肝门处将右肝拨起，两手将肝胃、十二指肠韧带展平张紧以帮助主刀更好地显露肝固有动脉；游离肝固有动脉左侧壁时，左手持钳将之前保留的肝十二指肠韧带后叶作为提拉点向头侧和左侧牵引，右手无损伤钳提起肝固有动脉壁将血管向腹侧和右侧翻开，帮助主刀显露门静脉左侧壁，利于完整清扫第 12a 组淋巴结。

2. 胃右动脉由肝左动脉发出时，助手牵拉力度不宜太大，尽量保持原位，以防过度牵拉时主刀将肝左动脉误当成胃右动脉结扎。

(三) 清扫步骤简要小结

完成幽门下区淋巴结清扫后，以胰前间隙为层面，以胃十二指肠动脉为指引向近心端游离，从胰腺下缘过渡至胰腺上缘。在胰颈上缘胰后间隙定位胃十二指肠动脉、肝总动脉和肝固有动脉的三分叉标志，循肝固有动脉在血管鞘外平面向肝门方向游离，在肝固有或肝左动脉发出胃右动脉的根部结扎胃右动脉，清扫第 5 组淋巴结。脉络化肝固有动脉，显露门静脉左侧壁，完成第 12a 组淋巴结的清扫(视频 8)。

视频 8
幽门上区淋巴
结清扫

三、幽门上区淋巴结清扫的质量控制

(一) 第 5 组淋巴结清扫的质量控制

从胃右血管根部离断血管(图 3-27)。

(二) 第 12a 组淋巴结清扫的质量控制

脉络化肝固有动脉前壁和左侧壁至肝门部;要求显露门静脉左侧壁(图 3-27)。

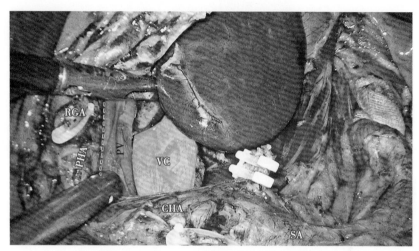

图 3-27　第 5、12a 组淋巴结清扫的质量控制
RGA. 胃右动脉;PHA. 肝固有动脉;PV. 门静脉;VC. 下腔静脉;
CHA. 肝总动脉;SA. 脾动脉

第五节　胰腺上区淋巴结清扫的解剖技巧
(第 7、8a、9、11 组)

一、胰腺上区的重要解剖

(一) 胃胰襞

是连接胃体小弯侧和胰体上缘之间的腹膜皱襞,是原始胃系膜后叶的衍生物。胃胰襞内有胃左血管,且关系恒定,可作为胃左血管和脾

血管的定位标志(图 3-28)。

(二) 肝胰襞

是胃背侧系膜后层前叶的衍生物,是肝总动脉自腹腔干发出后向右前方走行于网膜囊后壁时形成的腹膜皱襞,内有肝总动脉(图 3-28)。

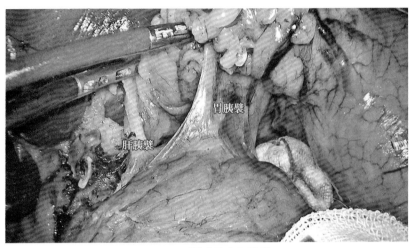

图 3-28　胃胰襞和肝胰襞

(三) 腹腔干及其主要分支

【解剖走行】

腹腔干及其分支是主要的胃供血动脉;腹腔干分出胃左动脉、肝总动脉及脾动脉 3 条主要分支,三者再进一步发出分支,变异类型可参见第一章第四节介绍的 Adachi 分型。掌握腹腔干的分型对安全确切地进行淋巴结清扫具有重要临床意义。

【外科平面】

胰体上缘的胰后间隙。

【定位方法】

从胰体上缘隆起处为突破口进入胰后间隙,找到间隙内的肝总动脉、脾动脉起始段以及胃胰襞内的胃左动脉,三者均可追溯至腹腔干。其中从肝总动脉追溯较为方便。

(四) 胃左动脉

【解剖走行】

发出自腹腔干,在网膜囊后壁的背后。一般在左膈肌脚前方向左上方走行,接近贲门后壁下方时呈弓形转折向前,进入肝胃韧带两层腹膜之间,该弓形段所在的腹膜皱襞即胃胰襞,是制约胃体上下移动的主要因素。

【定位方法】

把胃胰襞垂直提取,展平张紧,容易在其表面看到被拉直的胃左动脉的轮廓。

(五) 胃左静脉

【解剖走行】

多数情况下并不和胃左动脉伴行。胃左静脉一般越过肝总动脉上方或背后(头侧),斜行向右下方走行,汇入门静脉或门脾角,少数情况下于肝总动脉前面(尾侧)汇入脾静脉,其他的解剖类型参见第一章第四节。胃左静脉是一个重要的标志,用于定位另一个血管"三分叉":脾动脉、肝总动脉和腹腔干。根据 Adachi 分型,少数的患者不存在典型的"三分叉"结构,例如Ⅴ型和Ⅵ型;Ⅴ型的患者脾动脉和胃左动脉共干(0.4%),Ⅵ型的患者肝总动脉缺失(2.0%)。

【定位方法】

在胰腺"弓背"处最高点为切入点,容易定位到胃左静脉,特别是跨过脾动脉起始部或肝固有动脉前方(尾侧)汇入的门脾静脉的分型。少数患者在胃胰襞中未见胃左静脉走行,术中应排除有无误断血管的可能,然后注意观察肝胃韧带内是否存在肝内型胃左静脉。

二、胰腺上区淋巴结清扫的解剖技巧

(一) 处理胃左动静脉和腹腔干,游离近段脾动脉,清除第7、9、11p 组淋巴结

【手术步骤】

1. 把残胃移至腹腔左上方,显露胰腺上区域。

2. 主刀双手持钳将胃向头侧和腹侧翻转,将胃系膜和网膜等障碍物阻挡在胃后方。助手左手持肠钳在距胰腺"弓背"约 5cm 处抓住胃胰襞并将其垂直提起,右手持抓钳将在幽门上区清扫时已打开的肝胰襞游离缘提起,双手将胰腺上的皱襞展平张紧。主刀左手用腔镜小纱布垫于胰腺"弓背"表面,压低胰腺,并利用纱布的摩擦力将胰腺向尾侧、背侧翻转,右手使用超声刀在胰腺"弓背"最高点切开胃胰襞,定位肝总动脉或脾动脉的起始段,继续沿血管鞘外间隙向腹腔干近心端以及两侧扩展层面,脉络化胃左动脉,右侧游离至右侧膈肌脚,左侧游离至 Gerota 筋膜与胰后间隙相延续,左右两侧在胃左动脉后方、腹主动脉前筋膜水平,两侧膈肌脚交汇处贯通,在其根部夹闭和离断血管,清扫第 7 组和第 9 组淋巴结。

3. 定位脾动脉起始部,在其前方和胰腺上缘之间继续向远心端游离脾动脉的前壁和上壁,助手将胃胰襞和第 11p 组淋巴脂肪组织向前方垂直提起,主刀以 Gerota 筋膜为界将它们整块切除直至脾动脉全程1/2 或胃胰襞消失处。

【主刀的技术要点】

1. 找准突破口:以胰腺"弓背"处最高点为切入点,能较快地进入胰腺上缘胰后间隙的外科层面。

2. 坚持层面优先原则:进入胰腺上缘胰后间隙时不急于处理血管,先分别向两侧扩展平面。

3. 胃左静脉汇入方式变异较多(详见第一章第四节),最常见是在肝总动脉的头侧汇入门静脉,也有从肝总动脉尾侧汇入门静脉的,还有从脾动脉起始段头侧或尾侧分别汇入的。如果是从肝总动脉尾侧汇入的,可先结扎静脉后处理胃左动脉;反之,先处理好胃左动脉后方能方便高位结扎胃左静脉,特别是门静脉型或门脾角型胃左静脉,可作为定位门静脉的线索,且可作为门静脉的牵引以更好地显露门静脉,便于第12a 组淋巴结的清扫。

4. 切记胃左动脉结扎点不宜太低,以免出现结扎意外而面临止血困难的情况。

5. 第 11p 组淋巴结采用"隧道式"清扫法:先在腹腔干左侧分离出一"隧道"(图 3-29),后界为 Gerota 筋膜,前方为脾动脉和胰腺上缘,与 Toldt 融合间隙和胰后间隙相延续,逐渐扩展至脾动脉鞘外层面,再向远侧游离,在 Gerota 筋膜前方整块分离出第 11p 组淋巴脂肪组织,能更高效、完整地完成清扫任务。

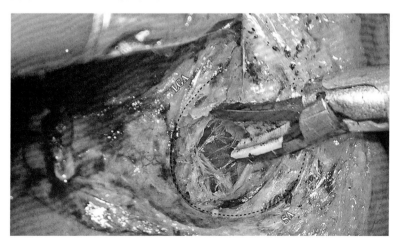

图 3-29　第 11p 组淋巴结"隧道式"清扫
(黑色虚线为"隧道"入口处)
LGA. 胃左动脉;SA. 脾动脉

6. 胰腺上区的动脉周围常见淋巴管的分布,建议尽量使用超声刀慢挡离断,对于管径较粗的淋巴管应予止血夹结扎,避免术后出现淋巴漏。

7. 巧用纱布:腔镜纱布除了可以保护和牵引胰腺之外,在打开胰腺上缘筋膜前,可将其置于胰尾上缘和胃后壁之间,帮助显露术野,同时也可以帮助吸走过多的渗液。

【助手的技术要点】

1. 左右手分别将胃胰襞和肝胰襞向腹侧垂直提起,在胰腺上缘形成 U 形牵拉(图 3-30),利于主刀更高效地扩展胰腺上缘胰后间隙的外科层面。

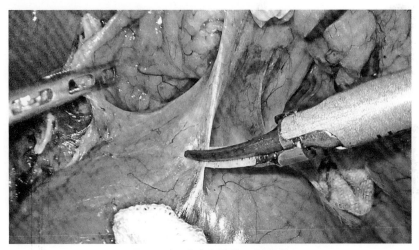

图 3-30　胰腺上缘的 U 形牵拉

2. 在主刀游离胃左动脉左侧时,助手可稍微将胃左动脉向右侧和腹侧牵引,使其左侧壁和左后壁充分显露;在游离胃左动脉右侧时则反之,以利于主刀有效清扫第 7 组淋巴结。

3. 主刀在扩展"隧道"时,助手可闭合钳口并将抓钳伸入"隧道"内,垂直将胃胰襞及第 11p 组淋巴组织托起(图 3-29),注意轻柔用力以免组织撕裂引起出血污染层面,或牵引过度使得主刀误入 Gerota 筋膜后方层面。

4. 助手左手持肠钳稳定夹住含有胃左血管的胃胰襞,并将其垂直向腹侧提起,右手则持抓钳随主刀游离前进的路径提拉组织给予对抗牵引,并随时作出调整,遵循"左手定乾坤,右手微调"的原则。术野渗血渗液较多时,助手右手的器械可换成吸引器。一边可以及时吸走渗液,一边也可利用其前端对组织作钝性分离。

（二）继续完成肝总动脉和肝固有动脉的游离，清扫第 8a、12a 组淋巴结

【手术步骤】

1. 沿肝总动脉远心端继续扩展胰腺上缘胰后间隙，并将肝总动脉的前壁和上壁脉络化，和先前幽门上区游离的肝总动脉"会师"（图 3-31），清扫第 8a 组淋巴结。

2. 清扫好第 8a 组淋巴结后，继续沿肝总动脉后间隙向肝固有动脉的方向，脉络化肝固有动脉的左侧壁，并进一步显露门静脉左侧壁，完成第 12a 组淋巴结的清扫。

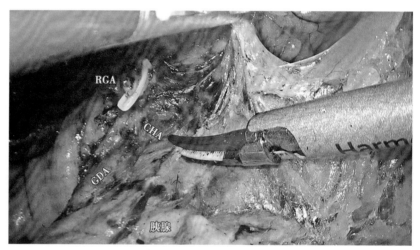

图 3-31 与幽门上区游离的肝总动脉"会师"

RGA. 胃右动脉；GDA. 胃十二指肠动脉；CHA. 肝总动脉

【主刀的技术要点】

1. 第 8a 组和 8p 组淋巴结分界并无明确界定，可通过门静脉左侧壁与右侧膈肌脚连线作一平面，此平面前方的为第 8a 组淋巴结，后方的为第 8p 组淋巴结。

2. 部分患者的肝总动脉较为迂曲，易和肿大淋巴结混淆，术中应通过判断其是否存在动脉搏动加以鉴别。

【助手的技术要点】

遇到较大的第 8a 组淋巴结，助手可左手持钳抓住淋巴结周围的筋膜将淋巴结整块提起，右手持钳抓住肝总动脉血管鞘将动脉向尾侧外翻，显露淋巴结基底部，协助主刀找到淋巴结和肝总动脉之间的解剖间隙，注意切勿直接提拉淋巴结以免引起淋巴结破裂或出血。

（三）游离脾动脉远侧缘并清扫第 11d 组淋巴结

全胃切除需行 D2 根治术时，需沿脾动脉远段继续清扫淋巴脂肪组

织：起自脾动脉全程的中点，远端至胰尾部近脾门。游离过程中，助手继续遵循"左手定乾坤，右手微调"的原则，左手将胃胰襞或胃体上部小弯侧后壁垂直提起，右手灵活使用抓钳对组织进行提拉，主刀左手使用纱布的摩擦力将胰腺向尾侧和背侧翻转，和助手形成对抗牵引使得脾动脉伸直张紧，右手使用超声刀"顺藤摸瓜"，循脾动脉鞘外间隙由近及远进行游离（视频 9）。

（四）清扫步骤简要小结

从胰腺弓背最高点为切入点，进入胰腺上缘胰后间隙，逐渐过渡至脾动脉、肝总动脉、腹腔干"三分叉"的血管鞘外间隙。向脾动脉远心端游离，显露 Gerota 筋膜，清扫第 11 组淋巴结。向腹腔干近心端游离，追踪胃左动脉，清扫第 7 组和第 9 组淋巴结。沿肝总动脉向远心端游离，清扫第 8 组淋巴结（图 3-32，视频 10）。

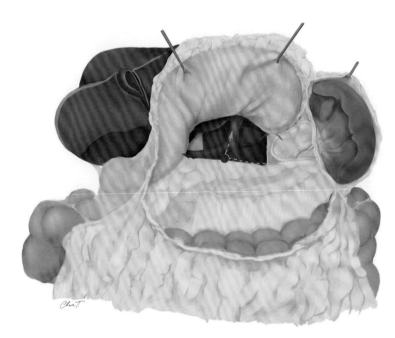

图 3-32　胰腺上区淋巴结清扫路径
深蓝色虚线示往右侧的入路方向；浅蓝色虚线分别为往左侧和头侧的入路方向

▶ 三、胰腺上区淋巴结清扫的质量控制

（一）第 7、8a、9 组淋巴结清扫的质量控制

1. **第 7 组**　自胃左动脉根部离断血管。

2. **第 8a 组**　脉络化肝总动脉前壁和上壁，完整清除周围淋巴脂肪组织。

3. 第 9 组　上至右侧膈肌脚,下至肝总动脉和脾动脉分叉处,两侧后方至主动脉前筋膜区域范围的脂肪淋巴组织应完整清除。

（二）第 11 组淋巴结清扫的质量控制

1. 第 11p 组　将脾动脉近段脉络化,至胃后血管发出处或脾动脉近端至少 5cm 处或胃胰襞最短处。应显露脾静脉(部分患者脾静脉位于胰腺后下方不好显露,此时只需显露胰腺上壁即可),后方以左侧 Gerota 筋膜为界(图 3-33)。

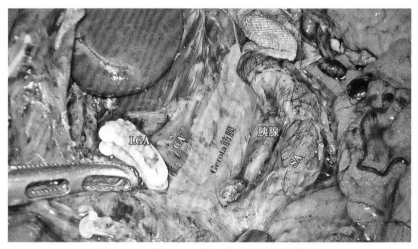

图 3-33　第 11p 组淋巴结清扫的质量控制
LGA. 胃左动脉;CA. 腹腔干;SA. 脾动脉

2. 第 11d 组　自脾动脉全程的中点为起点,向远端完整清除脾动脉周围的淋巴脂肪组织,直至胰尾部。

第六节　胃小弯区淋巴结清扫的解剖技巧（第 1、3 组）

▶ 一、胃小弯区的重要解剖

（一）"红黄交界线"
为右侧膈肌脚和小网膜的连接处,清扫第 1、3 组淋巴结前,需要沿着"红黄交界线"剪开胃膈韧带。

（二）胃小弯血管

胃小弯侧的供血动脉由胃左动脉发出，走行在小网膜中，包含在前后两叶之间。静脉和动脉伴行。

二、胃小弯区淋巴结清扫的解剖技巧

（一）胃小弯侧网膜游离，清扫第 1、3 组淋巴结

【手术步骤】

1. 清扫前的准备　于肝十二指肠韧带左缘，紧贴肝左叶下缘向左侧切开肝胃韧带直至贲门右侧（图 3-34）（笔者团队在手术开始悬吊肝时已完成该步骤，悬吊肝步骤见视频 11），把胃牵向左侧，沿右侧膈肌脚和胃小弯系膜之间的"红黄交界线"剪开胃膈韧带，在右侧膈肌脚前方向患者头侧游离直至贲门右侧，与肝胃韧带的切除线"会师"（图 3-35）。

2. 清扫分前后两叶处理　处理后叶时，助手双手持钳"一前一后"抓住小网膜将其向腹侧提起，同时左手向尾侧、右手向头侧牵拉，将小网膜后叶展平张紧。主刀左手持肠钳抓住胃后壁，向背侧和尾侧牵拉，和助手形成对抗牵引，右手持超声刀先在后叶与胃壁交界处剪开一小口，从胃体远端向近端逐层游离胃小弯。处理小网膜前叶时将胃复位，在前方进行操作，助手双手持钳把小网膜前叶展平张紧，向结肠肝曲方向牵拉，主刀左手持肠钳抓住胃前壁向左侧与助手对抗牵引，右手持超声刀逐层将前叶切开，裸化胃小弯前壁，与后叶切除线会师。

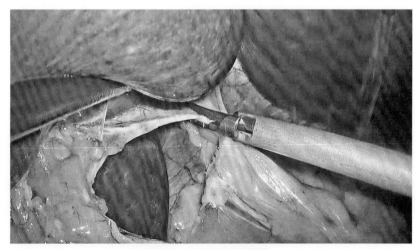

图 3-34　切开肝胃韧带

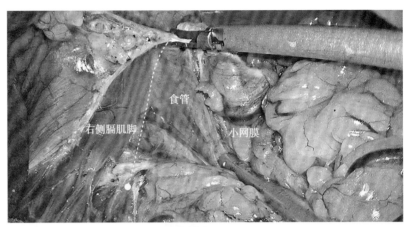

图 3-35 清扫胃小弯区的准备

【主刀的技术要点】

1. 左手与助手形成"三角牵拉",保持张力(图 3-36)。

2. 使用超声刀前 1/3 刀头夹持组织,逐层游离,避免刀头夹持过多组织,工作刀头始终朝外,防止工作刀头烫伤胃壁。

3. 游离时避免太贴近胃壁造成胃壁损伤。

4. 遇较粗血管可用超声刀慢挡"防波堤"双重凝闭,必要时使用止血夹结扎。

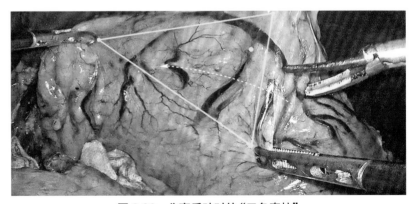

图 3-36 分离后叶时的"三角牵拉"

【助手的技术要点】

1. 助手应将小网膜顺着主刀超声刀前进的方向展开,张力不够时双手及时"交替传递",始终保持张力,把欲分离的网膜逐步向超声刀前进的方向推送。

2. 牵引时避免直接钳夹网膜血管,避免损伤血管导致出血。

(二)清扫步骤简要小结

沿右侧膈肌脚和胃小弯系膜之间的"红黄交界线"剪开胃膈韧

视频 11
胃小弯区淋巴
结清扫

带,在右侧膈肌脚前方向患者头侧游离直至贲门右侧,与肝胃韧带的切除线会师。小弯侧第1、3组淋巴结清扫分前后两叶处理:先后再前。

三、胃小弯区淋巴结清扫的质量控制

(一)第1组淋巴结清扫的质量控制

裸化贲门右侧,以能显露食管胃结合部右侧管壁为标准(图3-37),避免胃壁和食管壁的损伤或热灼伤。

(二)第3组淋巴结清扫的质量控制

1. 远端胃大部分切除时应将足够切缘以上的胃小弯侧裸化(图3-37),避免胃壁损伤或热灼伤。

2. 将小网膜分为前后两层分别游离以便完整清扫第3组淋巴结。

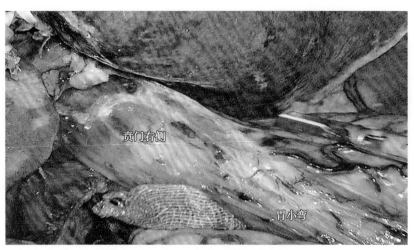

图3-37　胃小弯区淋巴结清扫质量控制

第七节　脾门区淋巴结清扫的解剖技巧（第10组）

一、经胰后入路保留胰脾的原位脾门清扫术

日本 JCOG-0110 研究结果提示：近端胃癌未累及大弯时行全胃切除无需联合脾切除。而当近端胃癌位于大弯侧需清扫第10组淋巴结时，行脾切除还是行原位脾门清扫，目前还未有确切证据。本书仅阐述本中心开展的较为成熟的经胰后入路保留胰尾和脾的原位脾门淋巴清扫。脾质地脆弱易损，脾门血管细密且多变异。另外脾门位置深在且有胰尾遮挡，腹腔镜下进行保留胰尾和脾的脾门淋巴结清扫的难点在于显露较困难、难以形成有效牵张且出血后不易控制。胰后入路原位脾门淋巴清扫的主要优势是可以充分游离胰尾以及脾门后方的间隙，使脾蒂悬空便于牵拉形成张力，有效解决显露困难的问题，减少淋巴结清扫中脾血管损伤的风险，即便遇到出血也可以以较快的速度得到控制。

二、脾门区的重要解剖

（一）脾动脉及分支

沿着脾动脉向远心端可追溯其分支，脾门分支通常有4种类型（详细参见第二章），二支型较为常见，即在脾门附近发出两个终末支：脾上叶动脉和脾下叶动脉，其他类型的较为少见。但需引起注意，某些一支型的病例仅存在脾上叶动脉，脾下部由胃网膜左动脉依次发出的中下段、下段和下极动脉供血。

（二）胰尾的胰后间隙

原肠系膜在发育过程中，胰腺与周围脏器形成了复杂的融合筋膜间隙，其中胰尾的胰后间隙充满疏松结缔组织，后方以左侧肾上极、肾上腺前的肾前筋膜（Gerota 筋膜）为界面，是极易进入并扩展的无血管的外科平面。

三、经胰后入路原位脾门淋巴结清扫的解剖技巧

(一)充分游离胰体尾的胰后间隙

【手术步骤】

助手双手持钳抓住胰腺下缘的被膜将胰腺尾部向患者腹侧和头侧掀起,主刀左手持纱布按压横结肠系膜将其向患者后方和尾侧牵引,右手持超声刀在胰体尾下缘将胰后方间隙打开并分离横结肠系膜附着在胰体上的结缔组织,以进入疏松的胰后间隙,同时从近端向远端游离胰体尾下缘,并离断脾结肠韧带,游离胰体尾,逐渐向胰腺上缘和胰尾方向由下往上、从内往外扩展胰腺和 Gerota 筋膜之间的间隙(图 3-38)。

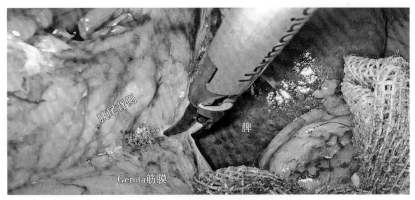

图 3-38　游离胰体尾的胰后间隙

【主刀的技术要点】

1. 在游离胰后间隙时,遇到疏松组织时可使用超声刀"拨"字技巧,提高间隙扩展的效率。

2. 注意辨认 Gerota 筋膜,始终在该平面上扩展,避免游离过深,损伤肾上腺或腹膜后血管。

【助手的技术要点】

助手最佳的牵拉点是胰腺下缘的被膜,可避免胰腺实质的损伤,但也要避免用力过度引起的被膜撕裂,或者引起出血影响术野。

(二)沿脾血管向远心端游离,清扫第 11d、10 组淋巴结

【手术步骤】

1. 术者站位从患者左侧换到两腿间或和助手交换位置,站在患者右侧。助手继续将胰体尾向头侧掀起,并将胰尾向左侧牵拉,张紧胰体尾后方。在胰尾后方定位脾静脉主干,并从近心端向远心端游离,直至

胰尾和脾门的后方。继续向头侧游离至胰腺上缘,显露脾动脉主干,并从近心端向远心端游离(图 3-39)。在胰后间隙后方放置纱布作为贯通胰腺前后的指引(图 3-40)。

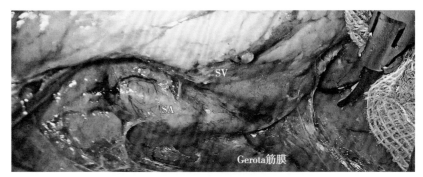

图 3-39 在胰腺后方游离脾静脉和动脉
SV. 脾静脉;SA. 脾动脉

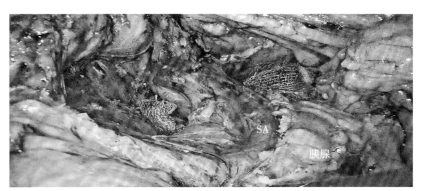

图 3-40 胰腺前后贯通
SA. 脾动脉

2. 将胰腺归位后,助手左手持肠钳将胃上部后壁垂直提起,右手持钳将胃胰襞垂直张紧,将其展平。主刀左手持纱布并利用纱布的摩擦力将胰腺往背侧和尾侧牵引,在胰腺上缘隆起最明显处定位脾动脉,以脾动脉鞘外层面为指引向远心端游离,清扫第 11d 组淋巴结。

3. 游离至胰尾时,助手左手再将胰尾下缘向头侧掀起,右手持无损伤钳在胰腺背侧向下轻拉脾静脉,协助主刀进一步沿脾静脉向远心端游离,使胰尾体与脾动静脉完全分离。

4. 助手左手继而将胰尾向头侧牵引,右手张紧脾血管。主刀沿脾动脉走行进一步清除脾动脉二、三级分支周围淋巴结和脂肪组织,直至脾实质,清扫第 10 组淋巴结。

【主刀的技术要点】

1. 游离脾血管遵循"顺藤摸瓜"的思路,张紧血管,在血管鞘外间隙进行游离,在脾门区域时注意辨别脾极血管和胃短血管,需在胃短血管的根部进行结扎,避免损伤脾极血管。

2. 在脾门区域处理血管注意先处理"罪恶韧带"。

【助手的技术要点】

在主刀清扫脾血管及分支的淋巴脂肪组织时,助手左手维持胰腺或胃胰襞的位置,右手配合主刀灵活更换欲分离组织的牵引位置,遵循"左手定乾坤,右手微调"的原则。

（三）清扫步骤简要小结

视频 12
经胰后入路原位脾门淋巴结清扫

在胰体尾下缘进入疏松的胰后间隙;逐渐向胰腺上缘和胰尾方向由下向上、从内向外扩展胰腺和 Gerota 筋膜之间的间隙。在胰尾后方分别显露和游离脾静脉和动脉,并放置纱布作为贯通胰腺前后的指引。将胰腺归位后,将胃胰襞展平张紧,以脾动脉鞘外层面为指引向远心端游离,清扫第 11d 组淋巴结。进一步沿脾静脉向远心端游离,使胰尾体与脾动静脉完全分离。沿脾动脉走行进一步清除脾动脉二、三级分支周围淋巴结和脂肪组织,直至脾实质,清扫第 10 组淋巴结(视频 12)。

四、脾门区淋巴结清扫的质量控制

1. 清扫时应显露胰尾、脾血管远段及胃网膜左血管的起始部;自胃网膜左血管的起始部将淋巴脂肪组织向胃侧分离,显露脾下极血管的分支点。

2. 自脾下极血管分支点远侧离断胃网膜左血管,避免脾下极缺血。

3. 将脾动脉远段及其分支脉络化,过程中注意保留分支到脾上极的血管。脾门分支间隙中的淋巴结亦应清扫。

4. 脾门血管后方的淋巴结清扫目前仍具有争议,不作常规推荐。

5. 避免损伤结肠脾曲。

04

第四章

腹腔镜胃癌根治术中的
出血并发症和处理策略

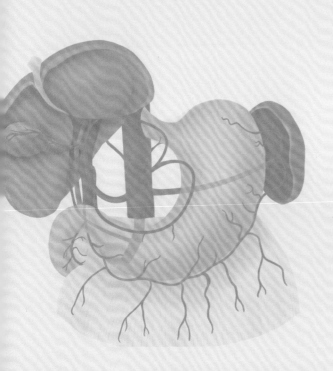

一、脾下极被膜撕裂出血

【出血原因】

1. 解剖粘连。

2. 牵拉过度。

3. 大网膜肥厚。

【处理策略】

1. 超声刀"小口慢咬",逐渐展露层面,特别是肥胖患者。

2. 存在解剖粘连(即所谓"罪恶韧带")时,可在处理血管前先进行粘连松解,松解脾下极过度的张力。

3. 一旦出现脾下极被膜撕裂,纱布按压止血是首选,也可以采用超声刀或电凝止血(视频 13)。

视频 13
脾下极被膜撕
裂出血

二、胃网膜左血管损伤出血

【出血概率】

10.08%。

【出血原因】

1. 结扎点过高或过低。

2. 网膜肥厚,层面显露欠佳。

3. 操作欠轻柔。

【处理策略】

1. 助手将大网膜放置至腹右侧,充分显露胃脾韧带,沿着正确平面剪开脾胃韧带。

2. 在胰尾的胰后间隙准确定位胃网膜左血管在脾动脉的起始部,可以避免结扎点过高或低的情况。

3. 血管后方不需过度的掏空裸化,因胃网膜左血管短且细,操作不当易引起出血。

4. 一旦出现了胃网膜左血管损伤，不可盲目止血（易出现脾下极分支血管凝闭引起缺血改变）。正确的做法是：①快速控制——主刀左手先用无损伤抓钳控制出血点；②充分显露——右手持超声刀继续游离血管，显露血管走行；③夹闭止血——在出血点远心端约1cm处使用钛夹夹闭，出血有所控制后，再松开无损伤抓钳，确定出血点位置后，迅速在出血点下缘使用血管夹夹闭，观察出血得到控制后再切断血管（视频14）。

视频 14
胃网膜左血管
损伤出血

三、胃大弯侧网膜血管损伤出血

【出血原因】

超声刀夹持组织过多，凝固效果不佳或未将血管完全夹闭在刀头内等原因引起出血。

【处理策略】

1. 从后至前逐层游离胃网膜，首先展露胃后壁大弯侧层面，充分显露胃网膜后叶相关分支血管，确切的凝固后离断，再处理前叶。

2. 超声刀慢挡凝闭或电凝止血，避免损伤胃壁，止血确切。

第二节　胃短血管、贲门左区常见出血部位、原因和处理策略

一、脾被膜撕裂出血

【出血原因】

1. 解剖粘连。

2. 牵拉过度。

【处理策略】

1. **正确的显露**　①空间——大网膜堆置腹右侧；②层面——松解粘连为先；③规范——正确的超声刀使用，切勿撕扯动作。

2. **出血处理**　①超声刀或电凝止血；②纱布压迫，游离结束后观察，止血材料压迫止血，封闭胶覆盖；③由于越向头侧脾胃间隙越狭窄，一旦脾上极附近被膜撕裂出血，缝合止血往往比较困难，因此在该区域操作应当十分小心，缝合不作常规推荐（视频 15）。

二、胃短血管分支损伤出血

【出血原因】

1. 未充分显露脾胃韧带。

2. 超声刀误损伤或电凝效果不佳。

【处理策略】

1. 充分显露各支胃短血管的走行，在其根部进行血管的结扎和离断。

2. 一旦出血可用纱布、吸引器清理该术野，看清出血点及脾门、脾实质，用超声刀继续凝闭或在根部上止血夹。

第三节　幽门下区常见出血部位、原因和处理策略

一、胰十二指肠上前静脉损伤出血

【出血概率】

1.80%。

【出血原因】

1. 层面暴露不清，解剖位置不熟悉。

2. 钝性分离时撕扯损伤。

【处理策略】

1. 分离胃网膜右静脉后方前，应仔细辨识胰十二指肠上前静脉的汇合类型。

2. 一旦出血时需准确定位出血点，使用超声刀控制出血后，使用止血夹将其和胃网膜右静脉根部一起夹闭（视频 16）。

二、胃网膜右动静脉损伤出血

视频 17
胃网膜右静脉
损伤出血

视频 18
胃网膜右动脉
损伤出血

【出血概率】

8.60%（动脉）/20.50%（静脉）。

【出血原因】

1. 未充分展开层面。

2. 血管解剖辨识不清。

3. 幽门区肿大淋巴结。

4. 既往胃十二指肠溃疡,炎性渗出及粘连。

【处理策略】

1. 锐性及钝性分离充分展露幽门下区域层面。

2. 可先使用超声刀或无损伤钳控制出血点,左手持吸引器把术野的出血清理干净,确定出血点的准确位置后,用超声刀在其两端慢挡闭合血管暂时控制出血,继续裸化血管完成清扫要求后,在出血点的近心端使用血管夹结扎,远心端用钛夹结扎,然后再离断血管（视频 17、视频 18）。

三、幽门下动脉损伤出血

视频 19
幽门下动脉损
伤出血

【出血原因】

1. 血管解剖辨识不清。

2. 超声刀使用不当。

【处理策略】

1. "末端型"幽门下动脉发出自胃网膜右动脉后方,且存在分支,分离胃网膜右动脉后方时易引起出血,应引起重视,分离前注意辨识幽门下动脉的分出类型。

2. 管径细小的幽门下动脉可使用慢挡闭合,管径较粗者建议使用血管夹结扎（视频 19）。

第四节 幽门上区常见出血部位、原因和处理策略

一、十二指肠后动脉损伤出血

【出血原因】

1. 其走行在十二指肠后壁,分支血管多。

2. 十二指肠后壁粘连。

3. 超声刀操作不规范。

【处理策略】

视频 20
十二指肠后动
脉损伤出血

1. 超声刀小口夹持组织,慢挡凝闭并离断,工作刀头朝外避免损伤十二指肠后壁。

2. 助手或主刀右手吸引器吸血,辨识出血点后,用分离钳夹闭出血点,再接上电凝功能止血或血管夹夹闭止血(视频 20)。

二、胃十二指肠动脉损伤出血

【出血概率】

0.70%。

【出血原因】

视频 21
胃十二指肠动
脉损伤出血
(缝合止血)

解剖变异或走行迂曲,如胃十二指肠血管变异直接发自腹腔干。

【处理策略】

1. 游离幽门上缘的时候注意"逐层""小口"游离。

2. 当胃十二指肠动脉损伤出血时,如果破口较小的时候可以直接在腔镜下行 8 字缝合(视频 21)。

3. 若能用超声刀凝固挡暂时控制出血,迅速完成幽门上缘游离,切割闭合十二指肠后再进行破口缝合。此时助手也可以腾出手使用吸引器帮助主刀吸血,清理术野。

视频 22
胃十二指肠动
脉损伤出血
(血管夹止血)

4. 破口较大时也可以分别在出血点的近心端和远心端使用血管夹闭合,然后再从破口处离断胃十二指肠动脉(视频 22)。

三、幽门上小分支损伤出血

视频 23
幽门上小分支
损伤出血

【出血原因】

辨识度不清或超声刀快挡切割引起。

【处理策略】

1. 应用超声刀慢挡离断。

2. 可用吸引器清理出血或纱布按压片刻,仔细辨识出血点后,再用超声刀慢挡闭合止血,避免盲目止血以致损伤胃十二指肠动脉或肝固有动脉(视频 23)。

四、胃右动脉损伤出血

视频 24
胃右动脉损伤
出血

视频 25
胃右动脉损伤
出血(助手上
止血夹)

【出血概率】

6.80%。

【出血原因】

1. 血管解剖辨识不清。

2. 超声刀使用不当。

【处理策略】

离断胃十二指肠后,胃体后翻,充分显露操作平面,胃右血管出血可较好控制,分离钳夹持、超声刀凝固或血管夹夹闭等措施可有效止血。在此过程中,助手可使用吸引器协助主刀清理出血,此外当主刀左手持钳控制出血点后,不易进行止血夹夹闭操作时,也可以通过助手进行操作(视频 24、视频 25)。

五、肝固有动脉损伤出血

【出血概率】

1.10%。

【出血原因】

1. 肿大淋巴结侵犯或粘连肝固有动脉或其分支。

2. 血管分支变异类型多(可参阅第一章第四节中肝动脉 Michels 分型相关内容)。

【处理策略】

肝动脉出血最重要的是需要准确辨识其血管类型。

（1）分支血管（肝左、右动脉）：可以使用止血夹在出血点的近心端和远心端分别进行夹闭，再离断（视频26）。

（2）主干血管（肝固有动脉）：破口小时可使用止血夹止血，破口大时应该采用腔镜下缝合，如果出血量较大或腔镜缝合技术把握不足的情况下，应该果断中转开腹止血（视频27）。

视频26
肝固有动脉损
伤出血A

视频27
肝固有动脉损
伤出血B

第五节 胰腺上区常见出血部位、原因和处理策略

一、胰腺上缘滋养小血管损伤出血

【出血原因】

胰腺上缘可存在滋养小血管，当辨识不清时，可能会损伤引起出血。

【处理策略】

超声刀精确夹持后止血。若出血量不多，可以采用纱布按压或电凝止血。

二、胃左静脉损伤出血

【出血概率】

11.90%。

【出血原因】

1. 静脉解剖变异大（具体可参阅第一章第四节胃左静脉解剖类型相关内容）。

2. 静脉周围存在肿大淋巴结侵犯或粘连。

3. 过度牵拉血管。

【处理策略】

1. **层面优先** 首先充分地打开层面,再在胰腺上缘进行血管游离时便能更清楚地显露胃左静脉解剖类型,特别是其与肝总动脉、脾动脉的关系,小心保护。

2. **恰当的离断点** 助手牵拉时需轻柔,主刀结扎离断血管时需留取一定的安全距离(距离根部约 1cm)以防止出血时静脉回缩。

3. 胃左静脉出血一般可以先用超声刀慢挡暂时控制出血,继续裸化静脉,完成清扫要求后,再分别在出血点远心端和近心端使用钛夹和血管夹夹闭(视频 28)。

视频 28
胃左静脉损伤
出血

三、胃左动脉损伤出血

【出血概率】

2.20%。

【出血原因】

1. 肿大淋巴结融合包裹或侵犯血管。

2. 血管鞘打开时误损伤血管。

【处理策略】

1. **及时的视野显露** 助手右手或主刀右手持吸引器吸引显露。

2. **出血控制**

(1)主刀左手的无损伤钳须迅速夹闭出血点近心端以控制出血,以血管夹夹闭动脉并离断(视频 29)。

(2)若出血点位置靠近根部,主刀左手控制出血,助手使用吸引器吸血,确定无活动性出血后,主刀可通过右手使用持针器进行血管根部的 8 字缝合。这时打结可以交由助手完成(视频 30)。

注意: 如对腔镜下操作没有把握时应果断开腹止血。

视频 29
胃左动脉损伤
出血

视频 30
胃左动脉损伤
出血
(缝合止血)

第六节　胃小弯区常见出血部位、原因和处理策略

▶ 一、胃小弯侧胃左动脉的分支和胃左静脉的属支损伤出血

【出血原因】

超声刀夹持组织过多,凝固效果不佳或未将血管完全夹闭在刀头内等原因易引起出血。

【处理策略】

1. 从后至前首先显露胃后壁小弯侧层面,充分显露相关分支血管,确切凝固后离断,再从胃前壁打通层面并裸化胃小弯侧。

2. 超声刀慢挡凝闭或电凝止血,避免损伤胃壁,止血确切。

▶ 二、助手拨肝时引起肝损伤出血

【出血原因】

1. 肝左叶较肥大时。

2. 助手肠钳使用不当,操作暴力。

【处理策略】

1. 肝悬吊,可减少助手拨肝的负担。

2. 纱布压迫或电凝止血为主,必要时缝合。

参 考 文 献

吴佳明,赵丽瑛,陈韬,等.腹腔镜远端胃癌 D2 根治术中血管损伤及其解剖特点 [J]. 中华胃肠外科杂志 , 2019, 22 (10): 955-960.

05

第五章

腹腔镜胃癌根治术的
循证医学证据

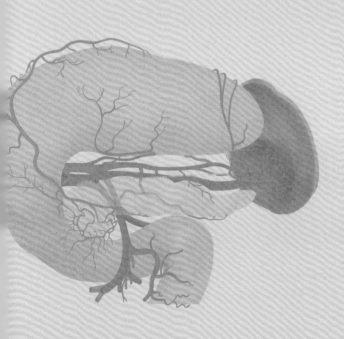

自从 1994 年 Kitano 等首次报道腹腔镜辅助胃切除术治疗早期胃癌以来,腹腔镜胃癌手术迅速在世界各国蓬勃开展起来。但是,腹腔镜治疗胃癌的安全性和有效性到底如何? 是否有循证医学证据支持?

循证医学创始人之一 David Sackett 教授在 2000 年新版《怎样实践和讲授循证医学》中,再次定义循证医学为"慎重、准确和明智地应用当前所能获得的最好的研究依据,同时结合医生的个人专业技能和多年临床经验,考虑患者的价值和愿望,将三者完美地结合制定出患者的治疗措施。"因此,除了医生技能和经验、患者的价值和愿望,还需要高质量循证医学证据的支持,才能推动该学科的良性发展和维持长久活力。从早期胃癌到进展期胃癌,从远端胃大部切除术到全胃切除术,从回顾性研究到前瞻性研究,腹腔镜胃癌根治性手术的安全性和有效性逐步被验证,由点及面,层层推进。

大量回顾性研究证据已经表明,腹腔镜胃癌手术和开放手术相比,具有手术切口小、术中失血量少、术后疼痛和炎症反应轻、胃肠功能恢复快、术后住院时间短、美容效果等优势,而且肿瘤学疗效与开放手术相当。在回顾性研究基础上,多个基于高质量循证医学证据的多中心、前瞻性、随机、对照研究正在逐步为腹腔镜胃癌手术的争议画上句号。

▶ 一、腹腔镜治疗早期胃癌的循证医学证据

韩国腹腔镜胃肠外科研究组发起的 KLASS-01 研究为国际上最早开展的腹腔镜治疗早期胃癌的多中心、三期随机前瞻性对照临床研究,入组标准为:20~80 岁、无合并其他肿瘤、无放化疗病史、预计行远端胃癌根治术的临床 Ⅰ 期胃癌($cT_1N_0M_0$、$cT_1N_1M_0$ 或 $cT_{2a}N_0M_0$)患者。主要研究终点为两组 5 年总生存率,次要研究终点是术后 30 天内并发症发生率和手术的死亡率。该研究在 2006 年 2 月至 2010 年 8 月间共招募病例 1 416 例,随机分为腔镜手术组(LADG)705 例,开腹手术组(ODG)711 例。意向性分析(intention-to-treat,ITT)结果显示,两组的 5 年总生存率(LADG vs ODG:94.2% vs 93.3%,$P=0.64$)和 5 年肿瘤特异性生存率(LADG vs ODG:97.1% vs 97.2%,$P=0.91$)无统计学差异。而安全性方面,符合方案分析(per protocol,PP)结果显示,腔镜组总体的并发症发生率显著降低(LADG vs ODG:13.0% vs 19.9%,$P = 0.001$),而死亡率和开腹组相比并没有显著差异性(LADG vs ODG:0.6% vs 0.3%,$P=0.687$)。因此,研究者认为腹腔镜手术治疗临床 Ⅰ 期远端胃癌安全有效。而日本临床肿瘤研究组(JCOG)先是通过一项单臂 Ⅱ 期临

床 JCOG-0703 研究证实,由腔镜手术经验丰富的外科医生对肿瘤位于中下 1/3 的临床 I 期胃癌进行腹腔镜远端胃癌根治术是安全可行的,再在此基础上进行 III 期非劣效性临床研究 JCOG-0912 研究。该研究在 2010 年 3 月至 2013 年 11 月间纳入了 921 例病灶位于胃中下 1/3 的临床 I 期胃癌患者,随机分为腔镜手术组($n=462$)和开腹手术组($n=459$)。该研究的早期结果也提示,腹腔镜远端胃癌根治术治疗临床 I 期胃癌患者的短期临床结果与开腹手术相当,而远期肿瘤学疗效的结果即将发布,到时将会进一步巩固腹腔镜手术在早期胃癌治疗中的地位。基于日本、韩国的循证医学证据,第 5 版日本《胃癌治疗指南》也已经将腹腔镜手术推荐为临床 I 期胃癌远端胃切除术的常规手术方式。

腹腔镜全胃切除术治疗早期胃癌方面,韩国的 KLASS-03 研究和中国腹腔镜胃肠外科研究组发起的 CLASS-02 研究皆旨在比较腹腔镜与开腹全胃切除术治疗早期胃上部癌的安全性及远期肿瘤学疗效,KLASS-03 研究初步结果表明腹腔镜全胃切除术与开腹相比,术后并发症及死亡率无统计学差异,CLASS-02 研究已完成 227 例患者的入组,研究结果值得期待。有效性方面,目前尚无高质量的临床研究结果予以支持(表 5-1)。

表 5-1　腹腔镜治疗早期胃癌的前瞻性临床研究

国家	研究术式	研究名称	试验级别	主要研究终点	样本量	入组情况
韩国	腹腔镜远端胃切除术	KLASS-01（NCT00452751）	III 期	5 年生存率	1 416	随访完成
日本	腹腔镜远端胃切除术	JCOG-0703（UMIN00000874）	II 期	吻合口瘘和胰瘘的发生率	176	随访完成
日本	腹腔镜远端胃切除术	JCOG-0912（UMIN000003319）	III 期	总生存时间	921	入组完成
韩国	腹腔镜全胃切除术	KLASS-03（NCT01584336）	II 期	并发症发生率和死亡率	168	随访完成
中国	腹腔镜全胃切除术	CLASS-02（NCT03007550）	II 期	并发症发生率和死亡率	227	入组完成

▶ 二、腹腔镜治疗进展期胃癌的循证医学证据

随着技术的发展和经验的积累,部分腹腔镜胃癌外科医师逐渐将腹腔镜手术从早期胃癌的治疗延伸至局部进展期胃癌。但由于进展期胃癌的难度更大、肿瘤学治疗要求更高,对于腹腔镜手术治疗进展期胃

癌的质疑声也就更高。日本胃癌学会也推荐非早期的、可根治性的胃癌应采用标准的开腹手术治疗。虽然回顾性队列研究和小样本前瞻性对照研究（RCT）的展示了腹腔镜手术治疗进展期胃癌的安全性和肿瘤学疗效的可观结果，但日本《胃癌治疗指南》也只将腹腔镜胃癌 D2 根治术治疗局部进展期胃癌限定在临床研究框架下开展。

在此背景下，全球三大评价腹腔镜进展期胃癌手术安全性和肿瘤学疗效的研究应运而生。韩国 KLASS 研究组于 2011 年率先发起了一项前瞻性、随机对照的多中心Ⅲ期临床研究（KLASS-02 研究），招募 20~80 岁、T_{2-4a} 的可行根治性胃次全切除术的患者，并于 2015 年 4 月完成全部 1 050 例病例的入组（腔镜组 524 例，开腹组 526 例）。2017 年美国临床肿瘤学会（ASCO）年会上其中期安全性报道显示，与开放手术相比，腹腔镜胃癌手术治疗局部进展期胃癌具有微创优势，且不增加术后并发症发生风险。而日本的 JLSSG-0901 研究的Ⅱ期临床（腔镜组 86 例，腔镜组 91 例）结果已经显示腹腔镜 D2 远端胃癌根治术技术上安全可行，而其Ⅲ期研究拟纳入 500 例患者，目前尚未完成入组。

中国腹腔镜胃肠外科研究组（CLASS）也于 2012 年发起"腹腔镜和开腹对根治术治疗局部进展期远端胃癌肿瘤学疗效的多中心、随机对照临床研究（CLASS-01 研究）"，于 2014 年 12 月完成 1 056 例受试者的入组（腔镜组和开放组各 528 例），是中、日、韩三大腹腔镜进展期胃癌研究中第一个完成入组的研究。其安全性结果于 2016 年在肿瘤领域权威期刊《临床肿瘤学》（Journal of Clinical Oncology）杂志发表：与开放手术组相比，腹腔镜组平均手术时间比长 30 分钟（LADG vs ODG：217.3min vs 186.0min，$P<0.001$），术中出血量少 12ml（LADG vs ODG：105.5ml vs 117.3ml，$P<0.001$）；腔镜组早期术后恢复过程指标（腔镜组术后至患者下地行走时间、首次肛门排气时间、进流质饮食时间、住院时间等）显著优于开放组；两组的术中并发症发生率（LADG vs ODG：4.8% vs 3.5%，$P=0.281$）、术后总体并发症发生率（LADG vs ODG：15.2% vs 12.9%，$P=0.285$）并无显著差异。而且，两组术后并发症严重程度（Clavien-Dindo 分级）构成相当（$P=0.314$）。因此，该研究认为，由具备丰富经验的团队施行腹腔镜远端胃癌 D2 根治术治疗局部进展期胃癌安全可行。CLASS-01 研究全部受试者的 3 年随访结果也已在《美国医学会杂志》（The Journal of the American Medical Association）公布：腔镜组和开放组的 3 年无瘤生存率（LADG vs ODG：76.5% vs 77.8%）和 3 年总生存率（LADG vs ODG：83.1% vs 85.2%，$P=0.28$）相当（表 5-2）。

表 5-2　腹腔镜治疗进展期胃癌的前瞻性临床研究

国家	研究术式	研究名称	试验级别	主要研究终点	样本量	入组情况
中国	腹腔镜远端胃切除术	CLASS-01（NCT01609200）	Ⅲ期	3 年无病生存率	1 056	随访完成
韩国	腹腔镜远端胃切除术	KLASS-02（NCT01456598）	Ⅲ期	3 年无病生存率	1 050	入组完成
日本	腹腔镜远端胃切除术	JLSSG-0901（UMIN000003319）	Ⅲ期	无复发生存率	500	正在入组

▶ 三、腹腔镜胃癌治疗手术范围变化的循证医学证据

随着胃癌手术临床研究的进一步深入,大量研究显示,扩大切除范围未能有效提高胃癌患者的生存期,却显著增加术后并发症发生率及病死率,这使得胃癌外科手术方式逐渐趋于理性。Maruyama K 等研究发现,保留胰腺的全胃切除较联合胰体尾切除术术后并发症发生率和病死率更低,5 年生存率更有优势。因此,对于进展期胃上部癌,行全胃切除 D2 淋巴结清扫时不再常规行胰体尾切除。而近年来对于早期胃癌是否可行保留功能的胃切除术,日韩等国亦做了一些探索,Han-Kwang Yang 等基于一项回顾性研究认为,在早期胃中部癌中,腹腔镜辅助保留幽门胃切除术在术后生存期、术后排空障碍、吻合口瘘方面均不劣于腹腔镜远端胃切除术,具有良好的安全性,目前其已开展了一项前瞻性随机对照研究(KLASS-04 研究),对这一保留功能胃切除术联合 D1+ 淋巴结清扫在早期胃中部癌治疗中的安全性进行论证。

在淋巴结清扫范围方面,D2 淋巴结清扫已作为局部进展期胃癌手术的基准参考。JCOG-9501 研究已经提示,对于可行根治性切除的局部进展期胃癌,D2 标准淋巴结清扫的基础上加腹主动脉旁淋巴结清扫并不能降低患者肿瘤复发率或提高其总生存率。JCOG-0110 研究结果进一步证实,对于近端胃癌未波及大弯侧患者,行全胃切除时联合脾切除,不但不能改善患者术后生存,还会增加围手术期并发症发生风险。而 JCOG-1001 研究则在近期证实,对于侵及浆膜层或浆膜下层胃癌,根治性手术基础上联合切除网膜囊并不能使患者受益,从而解决了腹腔镜胃癌根治手术的一个疑虑。这些临床研究结果对腹腔镜 D2 淋巴结清扫的细节达成共识奠定了基础,胃癌手术方式亦逐渐基于高质量临床研究进行着改变。

四、腹腔镜胃癌治疗手术相关技术的循证医学证据

腹腔镜胃癌手术由于其借助光学内镜进行手术操作的自身特点，为多种内镜新技术的开展提供了实现平台，其中包括 3D 腹腔镜技术、荧光示踪技术、窄带成像技术、近红外技术等。而这些技术是否为手术的根治性、个体化产生影响，并最终改变手术安全性及患者预后，同样需要循证医学证据的证实。SENORITA 是一项针对 cT_1N_0、符合非内镜黏膜下剥离术指征的患者，在吲哚菁绿荧光显影辅助下行前哨淋巴结导航手术的Ⅲ期临床研究，旨在比较导航手术与传统腹腔镜胃癌根治手术的疗效，有望为腹腔镜前哨淋巴结导航手术的推广起到积极作用。

纵观腹腔镜胃癌根治手术的循证医学发展历程，其伴随着外科医生对腹腔镜手术这一新生事物的认识和疑虑不断革新，从早期胃癌到进展期胃癌，从远端胃大部切除术到全胃切除术，再到早期胃癌的功能保留胃切除术；从扩大清扫到标准 D2 根治性清扫；从传统腹腔镜技术到多种成像技术的集成应用；从回顾性研究到前瞻性研究。腹腔镜胃癌根治性手术的安全性和有效性的循证医学证据正在由点及面，层层推进，伴随着新的技术及手术理念的不断更新，这也推动了整个腹腔镜胃癌外科的健康、良性发展，使得腹腔镜胃癌手术的设计更趋于合理化、个体化。

参 考 文 献

[1] KITANO S, ISO Y, MORIYAMA M, et al. Laparoscopy-assisted Billroth Ⅰ gastrectomy [J]. Surg Laparosc Endosc, 1994, 4 (2): 146-148.

[2] KIM H H, HAN S U, KIM M C, et al. Effect of Laparoscopic Distal Gastrectomy vs Open Distal Gastrectomy on Long-term Survival Among Patients With Stage Ⅰ Gastric Cancer [J]. JAMA Oncol, 2019, 5 (4): 506.

[3] KIM W, KIM H H, LEE H J, et al. Decreased Morbidity of Laparoscopic Distal Gastrectomy Compared With Open Distal Gastrectomy for Stage Ⅰ Gastric Cancer [J]. Ann Surg, 2016, 263 (1): 28-35.

[4] KATAI H, MIZUSAWA J, KATAYAMA H, et al. Short-term surgical outcomes from a phase Ⅲ study of laparoscopy-assisted versus open distal gastrectomy with nodal dissection for clinical stage ⅠA/ⅠB gastric cancer: Japan Clinical Oncology Group Study JCOG0912 [J]. Gastric Cancer, 2017, 20 (4): 699-708.

[5] Japanese Gastric Cancer Association. Japanese gastric cancer treatment guidelines

2018 (5th edition)[J]. Gastric Cancer, 2020, 23.

[6] HU Y, HUANG C, SUN, Y. Morbidity and Mortality of Laparoscopic Versus Open D2 Distal Gastrectomy for Advanced Gastric Cancer: A Randomized Controlled Trial [J]. J Clin Oncol, 2016, 34 (12): 1350-1357.

[7] YU J, HUANG C M, SUN Y H, et al. Effect of Laparoscopic vs Open Distal Gastrectomy on 3-Year Disease-Free Survival in Patients With Locally Advanced Gastric Cancer: The CLASS-01 Randomized Clinical Trial [J]. JAMA, 2019, 321 (20): 1983-1992.

[8] MARUYAMA K, SASAKO M, KINOSHITA T, et al. Pancreas-preserving total gastrectomy for proximal gastric cancer [J]. World J Surg, 1995, 19 (4): 532-536.

[9] SUH Y S, HAN D S, KONG S H, et al. Laparoscopy-assisted pylorus-preserving gastrectomy is better than laparoscopy-assisted distal gastrectomy for middle-third early gastric cancer [J]. Ann Surg, 2014, 259 (3): 485-493.

[10] SASAKO M, SANO T, YAMAMOTO S, et al. D2 lymphadenectomy alone or with para-aortic nodal dissection for gastric cancer [J]. N Engl J Med, 2008, 359 (5): 453-462.

[11] SANO T, YAMAMOTO S, SASAKO M. Randomized controlled trial to evaluate splenectomy in total gastrectomy for proximal gastric carcinoma: Japan clinical oncology group study JCOG 0110-MF [J]. Jpn J Clin Oncol, 2002, 32 (9): 363-364.

[12] SANO T, SASAKO M, JUNKI M, et al. Randomized Controlled Trial to Evaluate Splenectomy in Total Gastrectomy for Proximal Gastric Carcinoma [J]. Ann Surg, 2017, 265 (2): 277-283.

[13] PARK J Y, KIM Y W, RYU K W, et al. Assessment of laparoscopic stomach preserving surgery with sentinel basin dissection versus standard gastrectomy with lymphadenectomy in early gastric cancer-A multicenter randomized phase III clinical trial (SENORITA trial) protocol [J]. BMC Cancer, 2016, 16: 340.

06

腹腔镜胃肠手术中超声
刀的使用技巧

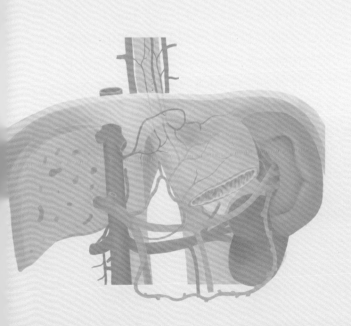

"工欲善其事，必先利其器"。超声刀全称"超声切割止血刀"，其聚切割、止血、分离和牵拉等多种功能于一体，具有切割快、止血好、焦痂少和损伤小等良好性能，已成为外科医生手中常用的手术利器。如何巧用和活用超声刀以发挥其最大功效，直接关系到手术的安全和质量。为使腹腔镜胃肠手术达到"庖丁解牛、游刃有余"的境界，现将腹腔镜胃肠外科超声刀使用的技巧归纳为"九字刀法"：剪、断、推、切、剔、拨、剥、分和戳。

一、超声刀的"九字刀法"

（一）剪

此手法是超声刀最常见的锐性游离方法，主要用于切开较韧的富含血管的腹膜、筋膜和结缔组织等。操作要点是保持牵张。用超声刀头前 2/3 夹持组织，快挡激发切与割，注意保持工作刀头朝外，逐层解剖，"小步快走"，切忌大块夹持组织（视频 31、视频 32）。

视频 31
剪开胃结肠韧
带 A

视频 32
剪开胃结肠韧
带 B

（二）断

指凝固切断血管。对于 2mm 以下的血管如毛细血管和各穿支血管，可使用超声刀的慢挡凝固后，原位用快挡切断。对于 2~3mm 的血管如乙状结肠动脉或直肠上动脉等，建议在血管近心端凝固而不切断，建立"防波堤"，然后在其远端再次凝固切断血管。对于 3mm 以上的大血管如肠系膜下动静脉或回结肠动静脉等，可先于近心端用止血夹夹闭后，在远端用超声刀凝固切断血管。用超声刀离断血管时的操作要点主要是血管张力的控制，特别是在不用止血夹夹闭血管情况下的凝固、切割过程中，应避免血管和组织有太大的张力，以致切割前血管还未凝固就已被撕扯断（视频 33、视频 34）。

视频 33
处理胃大弯
血管

视频 34
处理肠系膜下
动脉

(三) 推

此手法是超声刀的锐性游离,主要用于切开光滑的无血管区的薄层腹膜或系膜。操作要点是张紧腹膜,用超声刀头前 1/4 轻含组织,高挡位激发,边切割边向前推进。如裁缝剪布,一气呵成(视频 35、视频 36)。

视频 35

处理胃结肠

韧带

视频 36

处理左半结肠

外侧腹膜

(四) 切

此手法是超声刀的锐性游离,主要用于切开融合筋膜、薄层腹膜和系膜。操作要点是张紧组织,沿正确层次用超声刀工作刀头单刃操作,高挡位激发并用刀背切割。如使用得当,切割速度快如电刀,切线整齐。在剪切不顺手时,使用这种背切刀法可取得事半功倍的效果(视频 37、视频 38)。

视频 37

处理直肠外侧

腹膜

视频 38

处理胃结肠

韧带

(五) 剔

此手法是超声刀的锐性游离,其操作方法和要点与"切"相似,用于裸化血管时剔除血管周围软组织。在打开动脉血管鞘时张紧血管表面结缔组织,高挡位激发,同时用刀背剔除血管鞘及软组织。此手法操作时要注意使工作刀头背切刀面轻轻靠住血管壁,沿血管走行方向快速切割,如"剔骨去肉",避免切断或损伤血管(视频 39、视频 40)。

视频 39

处理肠系膜下

动脉 A

视频 40

处理肠系膜下

动脉 B

(六) 拨

此手法为超声刀的钝性游离。主要在分开组织融合筋膜间隙时使用,操作要点是将超声刀头并拢,运用刀柄之力与副操作钳形成反向牵张力,使紧贴在一起的间隙分开,可以帮助术者准确而迅速地辨识层面(视频41、视频42)。

视频41
扩展左侧 Toldt
融合间隙

视频42
扩展胃结肠系
膜层面

(七) 剥

此手法主要用于切开血管鞘,使血管"骨骼化"。一是用较锐利的工作刀头尖端刺入血管鞘内间隙,轻轻摆动使血管鞘与血管壁分离,再挑起并剪切剥除血管鞘。二是用分离钳与超声刀配合切开血管鞘,若术中用弯分离钳沿血管走行插入血管鞘内,分开血管鞘内间隙,再将超声刀张开,用非工作刀头插入分离钳撑开的血管鞘,夹住并快挡激发剪开血管鞘。这一手法类似"剥皮",关键技巧是准确辨认并游离血管鞘内间隙,避免"剥皮伤肉",防止损伤血管壁(视频43、视频44)。

视频43
处理胃网膜右
动脉

视频44
处理肝固有
动脉

(八) 分和戳

此两种手法常联合使用,发挥超声刀前端的功能,主要用于游离血管。超声刀刀头的弧形开合设计使其具备了分离钳的功能,但由于超声刀头较钝,开合力量小,因此要选择比较薄而疏松的组织进行类似分离钳的开合分离。当血管前壁已经显露时,可以闭合刀头,紧贴血管后壁左右摆动分离并向前戳,将近对侧时快挡激发突破,使血管游离简捷流畅。间隙较窄时,也可张开超声刀并利用工作刀头尖端进行戳(视频45、视频46)。

视频45
处理胃网膜右静
脉(闭合刀头)

视频46
处理胃网膜右
静脉(工作刀头)

二、必须避免的不当操作

(一) 非直视下操作

超声刀作为能量工具,直视下操作是其最基本的使用原则。腹腔镜手术与开腹手术不同,其术野的暴露需要主刀、助手与持镜手的密切配合。在助手配合操作方法不娴熟或持镜手经验缺乏从而导致目标观察不确切的情况下,主刀切忌盲目使用超声刀,无论是超声刀的锐性切割还是钝性游离,均可能导致组织器官的出血及损伤,若术中未被发现则会留下后患。

(二) 工作刀头紧贴重要器官操作

超声刀虽然较电刀等其他能量工具产生的热能低,对组织损伤小,但并不意味着工作刀头的热效应对组织没有影响。相反,工作刀头紧贴血管和肠管等重要器官操作时,可能会导致术后迟发的出血或穿孔,造成比术中可发现的医源性损伤更严重的后果。

(三) 大块钳夹组织

超声刀的钳夹功能是通过工作刀头和非工作刀头开合来实现的。因为力矩较长,超声刀的钳夹功能较弱。钳夹大块组织或钳夹组织后过度扭转、牵拉,都可能造成超声刀的损坏。不仅如此,大块钳夹组织后激发切割速度慢、易出血、产雾多,无法做到精细解剖。

(四) 激发时接触金属或骨骼

超声刀是通过刀头的高频振动来工作的,因此,在激发时切忌接触到金属或骨骼等坚硬的物体,这种接触可能导致刀头的断裂损坏,并有可能导致组织器官的损伤。

(五) 长时间持续激发

持续激发 10 秒以上对刀头损伤较大,一般激发 7 秒应尽量放开,然后再次工作。

(六) 夹持少量组织空激发

超声刀激发时若无钳夹组织或夹持组织量很少,会导致工作刀面和非工作刀面的大面积摩擦,对刀头的损耗很大。因此,测试时刀头要张开,使用时超声刀夹持的组织要适量。

(七) 长时间带焦痂工作

长时间使用超声刀后刀面会附有少量的组织焦痂,影响超声刀对组织的切割效率,导致速度慢、止血效果差。因此,器械护士要及时用湿纱布擦除刀头上附着的焦痂及组织,并将刀头放入水中振荡清洗,保持超声刀头的清洁。